Petra Holler

Borderline

AF629370

Viele Begriffe, die wir aus der Psychoanalyse kennen, blicken auf eine lange Geschichte zurück und waren zum Teil schon vor Freuds Zeit ein Thema. Einige Begriffe haben längst den Weg aus der Fachwelt hinaus in die Umgangssprache gefunden. Alle diese Begriffe stellen heute nicht nur für die Psychoanalyse, sondern auch für andere Therapieschulen zentrale Bezugspunkte dar.

Die Reihe »Analyse der Psyche und Psychotherapie« greift grundlegende Konzepte und Begrifflichkeiten der Psychoanalyse auf und thematisiert deren jeweilige Bedeutung für und ihre Verwendung in der Therapie. Jeder Band vermittelt in knapper und kompetenter Form das Basiswissen zu einem zentralen Gegenstand, indem seine historische Entwicklung nachgezeichnet und er auf dem neuesten Stand der wissenschaftlichen Diskussion erläutert wird.

Alle Autorinnen und Autoren sind ausgewiesene Fachleute auf ihrem Gebiet und können aus ihren langjährigen Erfahrungen in Klinik, Forschung und Lehre schöpfen. Die Reihe richtet sich in erster Linie an Psychotherapeutinnen und -therapeuten aller Schulen, aber auch an Studierende in Universität und Therapieausbildung.

Unter anderem sind bereits erschienen:

Band 5 Joachim Küchenhoff: Psychose. 2012.
Band 6 Benigna Gerisch: Suizidalität. 2012.
Band 7 Jens L. Tiedemann: Scham. 2013.
Band 8 Ilka Quindeau: Sexualität. 2014.
Band 9 Angelika Ebrecht-Laermann: Angst. 2014.
Band 10 Hans-Dieter König: Affekte. 2014.
Band 11 Bernhard Strauß: Bindung. 2014.
Band 12 Ludwig Janus: Geburt. 2015.
Band 13 Jürgen Grieser: Triangulierung. 2015.
Band 14 Bernd Nissen: Hypochondrie. 2015.
Band 15 Roland Voigtel: Sucht. 2015.
Band 16 Joachim Küchenhoff: Depression. 2017.
Band 17 Diana Pflichthofer: Trennungen. 2017.
Band 18 Gianluca Crepaldi: Containing. 2018.
Band 19 Thomas Auchter: Trauer. 2019.
Band 20 Mathias Hirsch: Schuldgefühl. 2020.
Band 21 Wolfgang Wöller: Dissoziation. 2020.
Band 22 Timo Storck, Felix Brauner: Körpergefühl. 2021.

Band 23 **Analyse der Psyche und Psychotherapie**

Petra Holler

Borderline

Psychosozial-Verlag

Bibliografische Information der Deutschen Nationalbibliothek
Die Deutsche Nationalbibliothek verzeichnet diese Publikation in der Deutschen Nationalbibliografie; detaillierte bibliografische Daten sind im Internet über http://dnb.d-nb.de abrufbar.

Originalausgabe
© 2023 Psychosozial-Verlag GmbH & Co. KG, Gießen
E-Mail: info@psychosozial-verlag.de
www.psychosozial-verlag.de
Alle Rechte vorbehalten. Kein Teil des Werkes darf in irgendeiner Form (durch Fotografie, Mikrofilm oder andere Verfahren) ohne schriftliche Genehmigung des Verlages reproduziert oder unter Verwendung elektronischer Systeme verarbeitet, vervielfältigt oder verbreitet werden.
Umschlaggestaltung & Innenlayout nach Entwürfen
von Hanspeter Ludwig, Wetzlar
Satz: metiTec-Software, www.me-ti.de
ISBN 978-3-8379-3209-6 (Print)
ISBN 978-3-8379-6155-3 (PDF-E-Book)

Inhalt

Einleitung 7

Zur Geschichte des Borderlinekonzepts 21

Vorläufer eines Borderlinekonzepts im 19. Jahrhundert 21

»Bloody nose« und religiöse Einkehr – »folie raisonnante« und »moral insanity« 21

»La grande névrose« oder »la pétite hystérie«? 27

Zwischen »Hirn und Hoden« oder »Hanging around the borderland« 33

Jugendliche Verwahrlosung und Dissozialität 36

Das kleinianische Kind und der Beginn der Objektbeziehungstheorie 46

Das Konzept der Positionen 51

Die paranoid-schizoide Position 51

Die depressive Position 55

Die Borderlinestörung als »Fixierung dazwischen« 58

Das Borderlinekonzept jenseits des Atlantiks 61

Das Borderlinekonzept von Otto F. Kernberg 64

Die Borderlineorganisation der Persönlichkeit 65

Die Rolle der Affekte 70

Trauma, Hass und Neid 71

Die Frage des Selbst und der Identität 73

Empirische Befunde als Bindeglied zwischen psychoanalytischen und nicht-analytischen Erklärungsansätzen 75

Zusammenfassung: Psychotherapeutische Implikationen 77

Allgemeine Grundlagen und Ziele der Psychotherapie ······· 81
Die depressive Position als reifes Organisationsprinzip ··········· 84
Das Ringen um psychische Homöostase:
Spaltungsbewegungen als Funktions- und Regulationsmodus ····· 86
Wenn der Andere zum Feind wird ···························· 86
Die Regulation psychischer Homöostase
im Rahmen typischer Übertragungsmuster ····················· 90
Die therapeutische Gesamtszene: »Was liegt in der Luft?« ······· 101
Projektiv identifikatorische Regulationsprozesse ················· 101
Der Verstehensprozess: Klärung, Konfrontation, Deutung ··········· 112
Regressionssteuernd versus regressionsfördernd:
Modifizierungen in der Behandlung von Borderlinepathologien ······· 120
»Die Grenzen der Seele abschreiten«:
Behandlungsvereinbarungen und Grenzsetzungen ················ 122
Das Fremdeln mit der Aggression ··························· 129
Borderlineentwicklungen und die Grenzen des Machbaren ········ 134

Literatur ·· 137

Einleitung

Psychoanalytisches Denken und Handeln hat etwas von einer melancholischen Nachhut. Wir beschäftigen uns mit den Dingen des Lebens, die geschehen sind und nicht rückgängig, geschweige denn wiedergutgemacht werden können. Der Schmerz und die Trauer um die Unwiederbringlichkeit der Zeit sowie der verlorenen und zerstörten »guten Objekte« ist in vielen psychoanalytischen Therapien das Epizentrum dessen, worum wir kreisen, worauf wir uns beziehen oder worauf wir im Falle schwerer Persönlichkeitsstörung wie der Borderlinestörung hinarbeiten: Liebe und Aggression so zu integrieren, dass die Bewältigung von frühen, unerträglichen emotionalen Zuständen auf eine Weise gelingt, wie es Melanie Klein (1935) für den Organisations- und Funktionsmodus der sogenannten depressiven Position beschrieben hat, nämlich psychisches Wachstum so zu fördern, dass früheste Fragmentierungs-, Vernichtungs- und Verfolgungsängste nicht mehr das gesamte innerseelische Leben durchdringen und nicht mehr destruktiv abgewehrt oder reguliert werden müssen. Dies gelingt nur über die Anerkennung, Akzeptanz und – im besten Fall – Transformation der eigenen aggressiven und destruktiven Impulse und Handlungen. Und es gelingt nur, wenn Patient[1] und Therapeut immer wieder in einen Zustand gemeinsamer authentischer Reflexion kommen und der Patient seine tief sitzenden Veränderungsängste, die gleichzeitig Kontrollverlustängste sind, durch ein Stück Neugier und Verste-

1 Hinweis: In dieser Arbeit wird aus Gründen der besseren Lesbarkeit das generische Maskulinum verwendet. Weibliche und anderweitige Geschlechteridentitäten werden dabei ausdrücklich mitgemeint, soweit es für die Aussage erforderlich ist.

henwollen anreichern kann, aber auch bereit ist, Frustration und emotionalen Schmerz im Dienste der eigenen Reifung auf sich zu nehmen.

Die depressive Position als zentraler Organisationsmodus unseres psychischen Funktionierens geht mit der Fähigkeit zu Ambivalenz- und Ambiguitätstoleranz sowie reifen Schuldgefühlen einher, mit Wünschen nach Wiedergutmachung sowie der Fähigkeit, Neid in Dankbarkeit umzuwandeln. Sie impliziert, dass sich die Gefühle dem Objekt gegenüber nicht mehr zur Gänze in Geiselhaft pathologischer Aggression befinden. Doch auch wenn – oder gerade weil – die eigenen Gefühle nun »gemischt« sind, bleibt die Regulierung der psychischen Homöostase schwierig und ängstigend.

Vor diesem Hintergrund klinisch-therapeutischer Betrachtungen zu Trauer und Melancholie (Freud, 1917), zur strukturellen Nachreifung, zu Assimilations-, Adaptations- und Integrationsprozessen neuer Erfahrungen mutet es fast paradox an, zu fragen, ob Psychoanalyse immer noch »modern« oder sogar noch »Avantgarde« sein kann.

Was die psychoanalytische Theoriebildung angeht, so war die Zeit vor 100 Jahren, genauer gesagt zwischen 1920 und 1925, eine der Veränderung, eine der neuen und modernen Sichtweisen: Die Bedeutung der Aggression für die frühkindliche Entwicklung wurde sehr viel stärker ins Blickfeld gerückt und läutete den »Abschied vom Primat des Sexuellen« ein (May, 2022).

Melanie Klein revolutionierte mit ihren hartnäckig verteidigten Ansichten die Psychoanalyse (vgl. Sayers, 1994), wobei sie als Psychoanalytiker*in* auch vom gesellschaftspolitischen Rückenwind der 1920er Jahre profitierte, in denen die Emanzipationsbestrebungen von Frauen endlich Früchte trugen, etwa in Form eines hart erkämpften Wahlrechts in Deutschland und England, jenen beiden Ländern, in denen Klein lebte und arbeitete.

Während sich dieser kleinianische Teil »Mütterlichkeit in der Psychoanalyse« (Sayers, 1994) von Anfang an heftigen Attacken ausgesetzt sah, fand er gleichzeitig sofort Fürsprecher, sodass sich die kleinianische und britische Objektbeziehungstheorie äußerst kreativ weiterentwickelten und allgemein anerkannte psychoanalytische Schlüsselkonzepte schufen, die von großem heuristischem und klinischem Wert für das Verständnis und die Behandlung von Persönlichkeitsstörungen sind.

Heute, 100 Jahre später, geht es wieder – oder immer noch – um die Frage, wie sich klinisch-therapeutische Gütekriterien mit Modellen aus Grundlagenwissenschaften wie der der Cognitive Science verbinden lassen, also zum Beispiel mit Theorien zu kognitiv-affektiven Informationsverarbeitungsprozessen oder Gedächtnisspeichermodellen. Dieser »fremde Blick« auf die eigene Theoriebildung, der mit »Sensibilität und Radikalität« (Leuzinger-Bohleber, 2015, S. 152) einhergeht, könnte Avantgarde im besten Sinne sein, denn er fordert heraus, verstört, hält aber auch die Neugier wach.

In den letzten 30 Jahren wurde die Borderlinestörung von allen Seiten förmlich eingekreist und vermessen: Je nachdem, welche Perspektive bevorzugt wurde, sprach man von Affektregulationsstörung oder Impulskontrollstörung, Komplexer Traumafolgestörung, Bindungsstörung vom unsicher-desorganisierten Typus oder tiefgreifender Mentalisierungsstörung. Genetisch-konstitutionelle, neurobiologische und neurophysiologische Aspekte konnten mit den medizinisch-technologischen Fortschritten schärfer in den Blick genommen werden, änderten aber nichts daran, dass die Heterogenität der Symptome und die vielen Überschneidungen zu anderen Störungsbildern sie zu einer diagnostischen Restkategorie zu machen drohten, ein Auffangbecken für fließende Übergänge und ungelöste Fragen.

Das, was sich durch die Theoriegeschichte der Borderline-Störung wie ein roter Faden zieht, ist das Primat der pathologischen Aggression und mit ihm die Frage, mit welcher Art und Ausprägung dieser anthropologischen Konstante wir es im Einzelfall zu tun haben, welche unbewusste Bedeutung ihr jeweils zukommt sowie welche Grenzen destruktivem Verhalten wann und in welcher Form aktiv entgegengesetzt werden müssen. Die Fähigkeit zur Selbstzerstörung lässt an das alte Freud'sche Konzept des Todestriebs denken. Die Fähigkeit, anderen auf vielfältige Weise zu schaden, sie psychisch und physisch zu vernichten, wirft die Frage nach dem Ursprung von Aggression auf und ob sie in jedem Fall *reaktiv* ist. Oder ob es zerstörerische und hochgefährliche Aggressionen gibt, die einzig deshalb agiert werden, weil der Mensch es *kann*.

> Ein Patient, der über Jahre schwerster sexueller Gewalt in Gruppen ausgesetzt war, erinnert sich an den Anführer der Gruppe, einem ehemaligen SS-Offizier: Befragt von einem anderen Gruppenmitglied, das offenbar kurzzeitig über die unfassbare Grausamkeit des Anführers erschrocken war, warum er das mache, antwortete dieser: »Weil ich es kann.«

Vor diesem Hintergrund wird verständlich, dass bereits die historische Diskussion um das Borderlinekonzept (auch als es noch nicht so hieß) stets die Schnittstelle zwischen Individuum und Gesellschaft betraf und von Anfang an die schwierige Frage nach Dissozialität mit einschloss. Die Haut, also die Körperoberfläche wiederum als zentrale *Schnittstelle* – im buchstäblichen Sinne – und Grenze zur Außenwelt, ist erst in den letzten 40 Jahren zur weithin sichtbaren Arena der Auseinandersetzung geworden, und zwar dergestalt, dass mittlerweile in der Öffentlichkeit »Borderline« reduktionistisch mit selbstverletzendem Verhalten gleichgesetzt wird. Wie jedoch der Psychiater Armando R. Favazza (1987) aufzeigt, gehören Manipulationen des Körpers und der Körperoberfläche zu kulturübergreifenden und kulturell sanktionierten Praktiken, die von ästhetisierenden Initiationsritualen bis hin zu (Selbst-)Heilungsversuchen reichen.

Da aber mit der Veränderung kultureller Normen auch bestimmte Symptome ihre Bedeutung verlieren und unnötig werden können, haben sich »Ritzen« und »Schneiden« von der Diagnose »emotional instabile Persönlichkeitsstörung vom Borderlinetypus« abgekoppelt und als Teil jugendlicher Mutproben und adoleszenter gruppendynamischer Prozesse ein Eigenleben entwickelt. Die Übergänge zur aktuellen ästhetischen Norm der Tätowierung sind fließend, ebenso zu identitätsstiftenden Abgrenzungsmaßnahmen im Rahmen adoleszenter Ablösungs- und Individuationsprozesse.

Wenn es zutrifft, dass in sogenannten *heißen Kulturen* (Claude Lévi-Strauss, 1956) auch Symptome kulturellen Transformationsprozessen unterliegen können und irgendwann ihre unbewusste Sprengkraft verlieren, dann wäre zu fragen, ob es aktuell eher die allgemeine Frage der Geschlechtsidentität ist, die eine mögliche Sollbruchstelle zwischen »normal« und »Borderline« darstellt. Werden Selbstverletzungen und Selbstverstümmelungen der Haut allmählich durch chirurgische Veränderungen des Körpers allgemein und der Genitalien im Besonderen ersetzt? Im Zuge einer Art Jugendkultur der Geschlechtsdysphorie?

Auch diese Formen teilweise brutaler Eingriffe in die körperliche Unversehrtheit, die durch offizielle medizinische Indikationen rationalisiert werden können, haben kulturübergreifende Vorläufer und Geschichte. Es ist ein Paradoxon, dass an aktivistischer Front vielfach gegen die Beschneidung von Frauen und gegen die Zerstörung ihres sexuellen Lustempfindens gekämpft wird, während gleichzeitig eben eine potenzielle Zerstörung sexuellen Lustempfindens durch Operationen im Rahmen einer Geschlechtsangleichung ausgeblendet wird (vgl. Lenzen-Schulte, 2023). Der eigene Körper als Objekt (Hirsch, 2000) ist die Arena hoch aggressiver, unbewusster innerseelischer Auseinandersetzungen um Selbstbestimmung.

Hat diese oft gewaltsam herbeigewünschte Veränderung des eigenen Körpers die unbewusste kulturelle Bedeutung, dem als normativ empfundenen Druck einer eindeutigen Identitätsbildung mit all den darin enthaltenden Grenzen, die als erzwungene Unterwerfung interpretiert werden, zu entkommen? Mit anderen Worten: »Weil ich es nicht *muss?*« Wäre dann Asexualität der Gegenpol zur Geschlechtsangleichung, um das große Unbehagen im und mit dem eigenen Körper zu »lösen«?

> Eine junge Studentin berichtet, sie habe erkannt, dass sie »asexuell« sei. Ebenso ihr Freund. Berührungen gingen »nicht unter die Gürtellinie«. Eine Verbindung zwischen dieser Erkenntnis und ihrem immensen psychischen Leidensdruck, der zu halluzinatorisch anmutenden Symptomen führte und in »Zustände« mündete, die sie kaum ertrug, aber auch nicht benennen konnte, weil sie nicht »wusste«, wie sie körperliche Empfindungen »verstehen« sollte, konnte sie nicht erkennen. Im Gespräch mit ihr war es, als lebten wir auf unterschiedlichen Planeten, wiederholt musste ich an eine Ikone der Pop-Musik denken: David Bowie und sein Song *Space Oddity*, in dem Major Tom lange Zeit weit weg von den anderen Menschen im Weltraum treibt. Erst nach mehreren Monaten konnte mir die Patientin den Auslöser ihres schweren depressiven Zusammenbruchs mitteilen: eine scherzhaft-flirtende Bemerkung im Freundeskreis über

> das gute Aussehen ihres Freundes. Sie litt an einer quälenden Angst, ihn nicht nur an mögliche Rivalen, sondern an *die Sexualität* insgesamt zu verlieren.

Die Wahlmöglichkeiten in Sachen Identität und Körperlichkeit sind in der westlichen Welt mittlerweile vergleichsweise großzügig gefasst. Aber interessanterweise ändert dies nicht unbedingt etwas am Leidensdruck der Menschen. Die aktuell immer weiter um sich greifende radikale Abwehr und Abkehr vom gegebenen körperlichen So-Sein ist wie eine radikale Ablehnung vom Freud'schen Diktum »Anatomie ist Schicksal«.

Die Frage der Selbstentwicklung und Identitätsbildung ist nicht unerheblich im Zusammenhang mit Borderlinestörungen, denn *Identitätsdiffusion infolge mangelhaft integrierter Selbst-Objekt-Differenzierung* gilt als eines der zentralen diagnostischen Merkmale einer Persönlichkeitsorganisation auf Borderline-Niveau. Doch gerade im Zuge spätadoleszenter Ablösungs- und Individuationsprozesse muss zwischen Identitäts- oder Adoleszenzkrise und Identitätsdiffusion unterschieden werden. Das entwicklungspsychologische Nadelöhr der Adoleszenz ist bekanntermaßen sehr krisenanfällig, und weder Asexualität noch die medizinische Behandlung einer Geschlechtsdysphorie entbinden von der grundsätzlichen Notwendigkeit einer psychostrukturellen Integration aggressiver und libidinös-sexueller Strebungen.

Aus phänomenologisch-deskriptiver Sicht ist die Geschichte des Borderlinekonzepts die eines beständigen, aber nicht wirklich funktionierenden Versuchs der *eindeutigen* nosologischen Abgrenzung. Die Heterogenität der Symptome machte diese eindeutige Zuordnung zu einem schwierigen bis unmöglichen Unterfangen. Aus psychoanalytischer Sicht ist es die Geschichte einer kontinuierlichen Auseinandersetzung mit der Frage, wie sich äußere Erfahrungen und inneres Erleben im Sinne unbewusster Fantasien miteinander verschränken und sich gegenseitig bedingen. Es geht um die Frage nach dem Objekt, mit dem das Subjekt existenziell verbunden ist. Ohne Objekt gibt es kein Subjekt. Jedes Wollen ist auf ein Objekt ausgerichtet.

Welchem Objekt soll im Bemühen, die Borderlinestörung zu verstehen, der Vorrang gegeben werden? Dem *inneren*, wie von Sigmund Freud und (noch radikaler) von Melanie Klein in Form unbewusster Vorstellungen oder Fantasien konzipiert? Dann handelte es sich um ein Objekt, das intensiv und leidenschaftlich in ein unbewusstes Objektbeziehungsgefüge verwoben ist, welches das Erleben und Verhalten nachhaltig bestimmt. Oder dem *äußeren* Objekt, etwa in Form einer deprivierenden bzw. traumatisierenden Umwelt, das Spuren im Ich und seiner Anpassungsleistung bzw. Bewältigungsfähigkeit hinterlässt?

> Eine Kinder- und Jugendlichentherapeutin berichtete von einer jungen Patientin auf ihrer akutpsychiatrischen Station. Das Mädchen habe mehrere Mal versucht, sich das Leben zu nehmen und verletze sich immer wieder schwer. »Ich habe das ganze familiäre Umfeld und die Vorgeschichte nach traumautogenen Auslösern und Bedingungen abgesucht. Ich habe einfach nichts gefunden. In den Elterngesprächen war ich eher beeindruckt, wie liebevoll und adäquat sie sich um ihre Kinder kümmern. Da ist nichts.«

Für die junge Kollegin war es erst einmal schwer vorstellbar, dass eine so selbstdestruktive und hochgefährliche Symptomatik *nicht* auf dem Boden vielfältiger und kumulativer Entwicklungs- oder Bindungstraumatisierungen gewachsen war, dass keine Entsprechung zwischen Innen und Außen bestand: zwischen selbstdestruktivem Verhalten des Mädchens auf der einen und traumautogenen Einflüssen auf der anderen Seite, etwa in Form physischer und/oder psychischer Gewalt in der Primärfamilie. Es war schwer vorstellbar, dass es unbewusste und hasserfüllt aufgeladene Fantasien des Mädchens geben konnte, die in ihrer inneren Objektwelt eine derartige Verheerung anrichteten, sodass sie eigene unerträgliche Ohnmachtsgefühle und Ängste ins Gegenteil umwandelte und triumphal-sadistisch in Szene setzte, indem sie ihr Umfeld mit chronisch drohender Selbstzerstörung kontrollierte und quälte. Konnte ein Teil in ihr es womöglich sogar genießen, das Erschrecken und die Angst im Gesicht des Gegenübers wahrzunehmen?

Hier schließt sich eine zweite ungelöste Frage an, die untrennbar mit der ersten verknüpft ist: Welche Motive verbinden uns mit unseren Objekten? Sind es stets bewusst zugängliche Affekte und deren bewusst gesteuerte Kontrolle, die, wie im Falle von

Borderlinestörungen des emotional instabilen Typus, die Lösung für einen schwer zu beherrschenden (!) Symptomdruck bringen soll? Wie lässt es sich erklären, dass es eine vielfach wissenschaftlich erprobte und wirksame verhaltenstherapeutische Methode zur Behandlung emotionaler Dysregulation gibt, die viele Borderlinepatienten in Form von Skills-Trainings sogar mehrfach durchlaufen, wir jedoch jeden Tag in unseren Praxen die Erfahrung machen, dass genau das, was hilft und zu den offiziellen therapeutischen Leitlinien gehört, nicht angewandt wird? Eine Konfrontation mit diesem widersprüchlichen Sachverhalt führt bei Patienten regelmäßig zu einem verächtlichen Abwinken, so als würden sie abgespeist.

Die lustvolle Hartnäckigkeit muss uns zu denken geben, mit der am Schmerz festgehalten wird, sei es körperlich (etwa Selbstverletzungsrituale, die emotional und ästhetisch hoch aufgeladen werden), sei es psychisch (masochistische Beziehungsarrangements, die in erschöpfenden Endlosschleifen reinszeniert werden). Sie bestätigen das Konzept des Wiederholungszwangs, jenem unbewussten, triebhaft anmutenden Drang zur Wiederholung emotionaler Zustände, der bei bestimmten klinischen Phänomenen eine besondere Intensität annehmen kann und sich in der Übertragungsbeziehung reinszeniert.

> So eröffnete eine junge Frau das Erstgespräch mit den Worten: »Ich habe gehört, Sie sind die Borderlineflüsterin in der Region.« Sie war, wie viele Patienten heutzutage, »aufgeklärt«. Ihre Diagnose, in mehreren (abgebrochenen) Vorbehandlungen bestätigt, war kein Geheimnis. Sie hatte Erfahrungen als Borderlinepatientin. Sie war, wie man so schön sagt, »Expertin ihrer selbst«. Aber auch sie gehörte zu jenen, die ihr Manual zum Fertigkeitentraining für Borderlinepatienten auswendig kennen, gleichwohl nicht anwenden, wenn es ihnen schlecht geht. Das starke Bild, das sie in ihrem Eingangsstatement evozierte, war mit verführerischer Sprengkraft bestückt. Es war der Versuch, mich bei meinen omnipotenten Größenfantasien zu packen. Will sie sich wirklich der magischen Wortgewalt einer Therapeutin unterwerfen? Oder ist es nicht eher so, dass die Therapeutin ihrerseits sich unterwerfen soll, um kontrollierbar zu blei-

ben, um das unerträglich anmutende Gefühl psychischer Getrenntheit, aber auch von Angst vor Überwältigung zu umgehen? In der Tat erfuhr ich schon wenige Minuten später, dass »ich es bis jetzt immer noch geschafft habe, mit meinen Therapeutinnen auf du und du zu sein und ihre Privatnummer zu bekommen«. Die junge Patientin war bereits mit einer bestimmten Fantasie darüber gekommen, wie sie die Beziehung zu mir zu gestalten dachte, um die Hoheit über ihr psychisches Gleichgewicht nicht aus der Hand zu geben und die Kontrolle über das Geschehen zu behalten.

Ein zentraler Aspekt in der Diskussion des modernen Borderlinekonzepts ist die Tatsache, dass zwischen der phänomenologisch-deskriptiven Diagnose einer *Borderlinestörung* vom emotional-instabilen oder impulsiven Typus und der strukturell-psychodynamischen Diagnose einer Persönlichkeitsstörung auf *Borderline-Organisationsniveau* (Kernberg, 1990) unterschieden werden muss. Nur so lässt sich der häufig in Kliniken anzutreffende diagnostische »Overkill« in Form langer Listen an deskriptiven Diagnosen, die keinerlei Aussagekraft mehr besitzen, vermeiden.

Das innere Objektbeziehungsgefüge, das eigentlich ein Gefüge verschiedener Fantasien von Beziehungen zwischen dem eigenen Selbst und dem Objekt ist, wird durch widersprüchliche und komplex miteinander verwobene Motive und Affekte bestimmt. Wie stark die jeweilige affektive »Ladung« ist, hängt auch von konstitutionellen Temperamentsfaktoren ab. Sie kann sich im Hinblick auf das phänomenologisch-deskriptive Bild der verschiedenen Persönlichkeitsstörungen (APA, 2013) sehr unterscheiden. Allen gemeinsam ist die Organisation auf Borderlineniveau und die damit verbundenen Regulierungsversuche der psychischen Homöostase.

Es ist gängige Praxis in der »psychoanalytic community«, die Diskussion von Konzepten mit einem Rückblick darauf zu beginnen, was sich denn zu einem bestimmten Thema bereits bei Freud finden lässt. Diese Form des »Freudian referencing«, das von manchen despektierlich als Bibelexegese bezeichnet wird, hält aber doch regelmäßig Interessantes bereit. So widmet sich der französische Psychoanalytiker André Green in seinem Essay »Fünf Psychoanalysen: Neurosen, Psychose, Grenzfall« in *Gehei-*

me Verrücktheit. Grenzfälle der psychoanalytischen Praxis (Green, 2000) berühmten Fallgeschichten Freuds (Dora, Der kleine Hans, Der Rattenmann, Der Fall Schreber, Der Wolfsmann), in denen dieser therapeutisch scheiterte, während er theoretisch wieder einmal über sich hinauswuchs. Green sieht den Grund für Freuds therapeutisches Misslingen vor allem in der Verbannung der Leidenschaften aus den Behandlungen bzw. der »Verrücktheit aus der Neurose«, mit anderen Worten in der Vernachlässigung der Affekte, denen die Arbeit an den unbewussten Vorstellungen (Fantasien) vorgezogen wurde. Die Wucht der Affekte führte zu therapeutischen »Schieflagen«. Freud war unter anderem an seiner Gegenübertragung gescheitert.

Verrücktheit, so Green, könne als »eine Art Grenzsicherung« (S. 73) fungieren. So hielt sich die erwähnte Borderlinepatientin, die keineswegs psychotisch war, aber große Angst vor ihren sexuellen Empfindungen und Fantasien hatte, während der Behandlung wiederholt die Ohren zu oder wurde motorisch überaus unruhig, sprang auf oder lief im Zimmer umher, sobald ich das Wort »Sexualität« in den Mund nahm. Ihre Angst, von sexuellen Fantasien und Gefühlen überrollt zu werden, sowie ihre Angst, ich könnte sie in Bezug auf ihr verführerisches Angebot aus dem Erstgespräch tatsächlich beim Wort nehmen, waren zu viel. Sie reagierte mit einem für Außenstehende durchaus verrückt anmutendem Verhalten.

Führt die Verbannung der »Verrücktheit« aus der Behandlung, wie Green es beklagt, zu einer verstärkten Furcht vor dem psychischen Zusammenbruch des Patienten, einer sehr typischen und belastenden Gegenübertragungsangst in der Behandlung schwerer Persönlichkeitsstörungen, also vor dem Verlust einer intakten Realitätsprüfung, wie sie als das zentrale Unterscheidungsmerkmal zwischen Persönlichkeitsstörungen auf Borderline-Organisationsniveau auf der einen und Psychosen auf der anderen Seite etabliert wurde? Oder sind die Dinge doch nicht so klar und eindeutig, wie wir gerne hätten, um Nichtverstehen sowie Beunruhigung und Angst in der Gegenübertragung vor Kontrollverlust zu vermeiden?

In einer kleinen internationalen Arbeitsgruppe, in der es um die Erarbeitung klinischer Gütekriterien für die Ausbildung von Supervisoren in der Behandlung schwerer Persönlichkeitsstörungen geht, stellt ein Kollege eine Behandlung vor, die er supervidiert. Die Gruppe setzt sich aus der US-amerikanischen Gruppenleiterin, einem Spanier, dem italienischen Supervisor und einer Deutschen (ich) zusammen. Anhand eines (in englischer Sprache verfassten) Verbatim-Protokolls einer Therapiestunde entspinnt sich eine lebhafte Kontroverse zur strukturell-diagnostischen Einordnung des Patienten, insbesondere zur Frage einer möglichen psychotischen Erkrankung und was dies für das weitere therapeutische Vorgehen bedeuten würde.

In der fraglichen Sitzung hatte der Patient ein bestimmtes Kleidungsstück und eine Körperbewegung des Therapeuten unmittelbar mit einer nahestehenden männlichen Bezugsperson in Verbindung gebracht, die ihn über mehrere Jahre sexuell missbraucht hatte. Die Äußerungen des Patienten erschienen an manchen Stellen so verzerrt, dass die zentrale Frage lautete: Kann der Patient in jenen Momenten, in denen er sich an den missbrauchenden Onkel erinnert fühlt und davon berichtet, noch zwischen diesem (und der Erinnerung) und dem Therapeuten unterscheiden? Oder droht in diesen Momenten die Auflösung der Selbst-Objekt-Grenzen? Und liegt dieser womöglich eine generelle psychotische Persönlichkeitsorganisation zugrunde?

Während die amerikanische Gruppenleiterin und der spanische Kollege die Realitätsprüfung und das Denken des Patienten als nachhaltig gestört ansehen, die Persönlichkeit auf psychotischem Niveau ansiedeln und sich deutlich beunruhigt zeigen, hat der italienische Supervisor – auch er ein sehr erfahrener Psychiater und Psychoanalytiker – hieran Zweifel. Er ist viel weniger beunruhigt und weist auf die wichtigen positiven und stabilen Veränderungen in der *äußeren* Realität hin, die sich seit Beginn der Behandlung ergeben hatten. Auch wenn sich im Verlauf der Therapie, so wie auch in der vorgestellten Stunde, immer wieder Momente der Verwirrung herstellten, in denen der Therapeut dann nicht mehr so recht wisse, worauf der Patient hinauswolle, seien Therapeut und Patient in einem guten emotionalen Kontakt.

> Auch ich bin nicht so beunruhigt und verstehe die Äußerungen des Patienten als intensive, affektiv hoch aufgeladene Übertragungsanspielungen. Der Patient hatte die Stunde mit einer Anspielung auf das Ende der vorangegangenen Sitzung begonnen. Da habe er getrödelt, und das habe ihm klar gemacht, dass er wohl gerne noch geblieben wäre. Aber dann musste er gehen, weil die Stunde zu Ende war, und er habe sich irgendwie hinausgeworfen gefühlt. Diese Momente der Verwirrung, die in der Gegenübertragung die Angst vor einem psychischen (psychotischen) Zusammenbruch auslösen, verstehe ich als Ausdruck projektiver Identifizierungsprozesse, also Regulationsversuche des Patienten, mit seinen Wünschen nach emotionaler und körperlicher Nähe zum Therapeuten sowie der großen Angst vor diesen Wünschen, fertig zu werden. Darf er diese Wünsche nach Grenzüberschreitung empfinden? Muss er dann die Grenzüberschreitung durch den Therapeuten fürchten? Der Patient – und dieses »Detail« ist hier von großer Bedeutung – war in einem zutiefst homophoben Land aufgewachsen. Für einen jungen Mann wie ihn mussten solche Fantasien, einem Mann emotional und körperlich nahe sein zu wollen, ungleich bedrohlicher und überwältigender erscheinen. Die Sprachverwirrung (Ferenczi, 1933), die sich uns als Verwirrung in der therapeutischen Kommunikation zeigt, kann somit zugleich als Reinszenierung eines Traumas und als Abwehr verstanden werden.

Dieses kleine Beispiel zeigt, dass Betrachtungsweisen und Interpretationen zur Borderlinestörung mit ihren Komorbiditäten und Überschneidungen in Richtung Dissozialität einerseits und Psychose andererseits vielfältig sind. Und dass wir trotz wichtiger prognostischer Überlegungen – eine stabile berufliche Einbindung gilt mittlerweile als einer der wichtigsten Faktoren für einen langfristig positiven Verlauf (Zanarini, 2011) – immer wieder die Zumutungen von Nichtwissen, Nichtverstehen, aber auch von Angst und Beunruhigung aushalten müssen.

»Irren ist menschlich« haben uns Klaus Dörner und Ursula Plog gelehrt. Von Wilfred Bion stammt die Hypothese, dass wir alle psychotische Anteile in uns tragen und dass es eher eine Frage der Vulnerabilität und äußeren Bedingungen ist, ob und, wenn ja, in welcher Ausprägung wir uns damit herumschlagen müssen. Die äußere Realität (ein anderer Mensch) kann uns verrückt machen und uns real zerstören. Die innere Objektbeziehungswelt mit ihren Fantasien ebenso.

Zur Geschichte des Borderlinekonzepts

Vorläufer eines Borderlinekonzepts im 19. Jahrhundert

»Bloody nose« und religiöse Einkehr – »folie raisonnante« und »moral insanity«

Menschen sind sozial-komplexe Wesen und sie leben in Gruppen. Sie haben ein Interesse daran, Überleben und Funktionieren der Gruppe unter Beachtung der jeweils geltenden kulturellen Normen und Gesetze zu sichern. Gruppenmitglieder in randständiger Position und mit grenzwertigem Verhalten sind somit integraler Bestandteil jeder Gruppenkohäsion und -dynamik sowie mit den jeweils geltenden Geboten und Verboten dialektisch verwoben. Eine Norm kann es nur geben, wo Auffälligkeiten, die nicht dem aktuell Gültigem entsprechen, für Unordnung und Unruhe sorgen. Verstehenwollen und Beschreiben stehen somit am Beginn des Versuchs, wieder Ordnung in die Dinge zu bringen, Beunruhigungen und Ängste zu binden.

Als der englische Arzt und Ethnologe James Cowles Prichard im Jahr 1835 in einem Aufsatz das Phänomen der »moral insanity« beschreibt und dabei auch seinen berühmten französischen Kollegen Philippe Pinel und dessen Idee einer »folie raisonnante« zitiert, kann er nicht wissen, dass ihrer beider klinisch-deskriptiven Darstellungen knapp 200 Jahre später, wenn auch indirekt, Relevanz haben würden, sowohl für die Heterogenität eines modernen Borderlinekonzepts als auch für die damit verbundenen ungelösten und verstörenden Fragen zu schweren Persönlichkeitspathologien. Es sind kontrovers diskutierte Fragen, die, weil sie an der Schnittstelle zwischen Individuum und Gesellschaft angesiedelt sind, nicht auf die ängstlich-konflikthaft eingeengte innere Welt eines ansonsten »gut funktionierenden« neurotischen Patienten beschränkt sind, sondern tiefgreifend den jeweiligen Umgang mit menschlichem Verhalten und Erleben beeinflussen.

James Cowles Prichard stand in seinem Denken und Menschenbild in der anthropologisch-philosophischen Tradition der Aufklärung. Er fühlte sich dem daraus abgeleiteten Anspruch naturwissenschaftlicher Betrachtung und empirischer Forschung verpflichtet, wie sie dem Zeitgeist der ersten Hälfte des 19. Jahrhunderts entsprach, der noch stark von der Freiheits- und Gleichheitsideologie der Französischen Revolution geprägt war. Als Arzt und Forscher mit weitreichenden Interessen und Sprachkenntnissen wird er vermutlich die zur damaligen Zeit *essential papers* zu Geisteskrankheiten und deren Behandlung im Original gelesen haben und somit mit der »Französischen Schule« als Begründerin der modernen Psychiatrie und ihren Vätern Philippe Pinel und Jean Esquirol auch sprachlich aufs Beste vertraut gewesen sein.

Bei den Patienten, mit denen er als Arzt und bekannter Anthropologe in England zu tun hatte, fand er ganz offensichtlich jenes grenzüberschreitende klinische Phänomen der »Entfremdung des Geistes« wieder, von dem Pinel in seinem Grundlagenwerk *Traité Médico-philosophique sur l'aliénation mentale* aus dem Jahr 1801 spricht und mit dem sich die Psychiatrie als wissenschaftliches Fachgebiet der Medizin etablierte.

Als Kind seiner Zeit bedient sich Prichard auch der Terminologie seiner Zeit. Häufig treffen wir hier im Zusammenhang mit Geisteskrankheiten und den Versuchen, sie zu erklären und zu behandeln, auf das Adjektiv »moralisch«. Warum dieses Wort?

Der Medizinhistoriker Heinz Schott (2020) führt dies auf das damals gültige zeitgenössische Schema in der Medizin zurück, das zwischen »Moral« als gesellschaftlich-psychischer (»moralischer«) Dimension einerseits und individuell-organischer (»somatischer«) Dimension andererseits unterschied. Gleichwohl – ist ein so komplexer Begriff einmal in der Welt – lassen sich sprachliche Missverständnisse und vieldeutige Übersetzungen nicht mehr vermeiden.

Während die englische Bezeichnung »moral insanity« die Betonung auf die Erkrankung des sittlichen Verhaltens legt (abgeleitet vom lateinischen *mores*: Sitten, Gewohnheiten, Brauch), also einer Erkrankung, welche die Missachtung und Überschreitung der herrschenden sozialen Gepflogenheiten impliziert, rückt der französische Terminus der »folie raisonnante« das als krankhaft definierte streitsüchtig-oppositionelle Verhalten mit aggressiven Durchbrüchen in den Fokus (abgeleitet vom Adjektiv *raisonannt*: zum Widerspruch neigend).

Haben der Engländer und der Franzose womöglich doch unterschiedliche Krankheitsbilder (oder Syndrome) zu Gesicht bekommen? Oder haben sie in ihrer Interpretation unterschiedliche Maßstäbe zugrunde gelegt? Kam es im Laufe von 30 Jahren, die zwischen beiden Aufsätzen liegen, womöglich zu einer Akzentverschiebung in der Symptomatik? Worüber konnte man sich einig sein? Und wo gab es Differenzen? Aus welcher Patientenkohorte bezogen beide ihre Beobachtungen? Waren es die im wortwörtlichen Sinn »armen Irren«, jene am äußersten oder untersten sozialen Rand lebenden Männer und Frauen, die Philippe Pinel noch nicht oder gerade erst öffentlichkeitswirksam von ihren Anstaltsketten in Paris befreit hatte, um dann für ihre Verbringung in die Bicêtre (Männer) oder die Salpêtrière (Frauen) zu sorgen? Menschen also, deren ungebremster Zorn und Hass angesichts der grausam-sadistischen Behandlung, die man ihnen hatte zuteilwerden lassen, nur allzu verständlich gewesen wären? Oder aber lebten sie in sogenannten *Retreats*, kleineren Gemeinschaften, die bereits vor der Französischen Revolution in der zweiten Hälfte des 18. Jahrhunderts in England gegründet worden waren, um – im Sinne eines *moral management* und ganz in der Tradition der Quäker – durch religiöse Einkehr genesen sollten? (Vgl. Schott, 2020).

In beiden Fällen geht es um sozial störendes und abweichendes Verhalten und Denken unter dem Einfluss einer starken emotionalen Erregung (»under the influence of strongly-excited feelings«) mit weitreichenden negativen Folgen für Betroffene und ihre Umgebung gleichermaßen.

Bei Prichard steht der »verdorbene«, »unberechenbare« und »exzentrische Charakter« im Vordergrund, dessen gefährliches Gebaren allzu oft vor dem Richter ende und dessen Impulsivität, Ich-Bezogenheit und Gefühlskälte Familie und Freunde in Angst und Schrecken versetze, sodass es plausibel erscheine, die Erledigung seiner Angelegenheiten in fremde Hände zu geben, um

Schaden abzuwenden. Insgesamt, so Prichard, sei eine »krankhafte Verkehrung der Gefühle, Neigungen, Aktivitäten« (Prichard, 1835, übers. von P. Holler, S. 15) am Werk, ohne dass es jedoch zur Wahnbildung, zu Halluzinationen oder Beeinträchtigungen von Urteilsfähigkeit, Intellekt oder Gedächtnis komme.

Auch der von Prichard zitierte Philippe Pinel unterstreicht in seiner Abhandlung drei Jahrzehnte zuvor die Intaktheit von Urteilsvermögen und Intellekt (man würde heute von einer funktionierenden »Realitätsprüfung« sprechen), selbst wenn die betreffenden Personen beim geringsten Einwand oder Widerstand, den man ihnen entgegensetze, rasend würden vor Zorn, vor Gewalt nicht zurückschreckten, den Schauplatz der Auseinandersetzung regelmäßig mit einer »blutigen Nase« verließen und trotz ihres dominanten und streitsüchtigen Wesens sehr wohl in der Lage seien, sich um ihre Angelegenheiten zu kümmern. Reizte man sie und fühlten sie sich provoziert, würden sie förmlich mitgerissen von ihrer Wut, ohne jedoch tatsächlich wahnhaft oder verrückt zu werden.

Die Lektüre von Prichards Aufsatz vermittelt ein recht heterogenes Bild: Ist eine Person, die permanent auf Streit aus scheint und die Arena regelmäßig »with a bloody nose« verlässt, die das unmittelbare Umfeld durch Impulsdurchbrüche oder risikoreiches Geschäftsgebaren gefährdet, durch emotionale Kälte besticht, sich selbst die Nächste ist, dabei jedoch den Sinn für herrschende Normen und Gesetze *nicht* verliert, auch wenn sie sie wissentlich und/oder willentlich übertritt, ist eine solche Person nach heutigen Maßstäben nun eher als psychopathisch, antisozial, akut manisch, narzisstisch oder Borderline zu bezeichnen? Ist sie überhaupt krank oder nicht doch einfach nur kriminell?

Ärzte wie Prichard standen paradigmatisch für den Versuch (und in der Tradition von Pinel und Esquirol), anhand von Falldarstellungen zu zeigen, dass Irresein, Verrücktheit, Geisteskrankheit (*insanity* bei den Engländern, *folie* oder *manie* bei den Franzosen) möglich war, ohne dass das zentrale Kriterium dafür gegeben sein musste, nämlich der Verlust einer adäquaten Realitätsbezogenheit bzw. die Ausbildung wahnhafter oder halluzinatorischer Symptome oder Sinnestäuschungen (*délire* bei den Franzosen, *delusion* bei den Engländern). Und es galt, dass es sich dabei um eine Erkrankung handeln konnte und nicht einfach nur um kriminelles Verhalten, das die Gerichte und sonst niemanden zu beschäftigen hatte. Auch Prichard ließ sich offenbar erst im Laufe seiner ärztlichen Tätigkeit und im Zuge zunehmender Erfahrung von diesem Sachverhalt überzeugen. Offen gesteht er seinen Irrtum ein und verweist in diesem Zusammenhang auf die Schriften von Pinel, vor allem aber auf das Werk und die Überzeugungskraft von dessen Schüler Esquirol.

Damit war jedoch das Phänomen eines hochgradig »gestörten«, »verrückten« und »krank« anmutenden Verhaltens *ohne* gleichzeitig vorliegende Symptome einer Psychose (also Verlust einer intakten Realitätsprüfung) keineswegs geklärt. Ganz im Gegenteil: Wie sehr es die Gemüter umtrieb, dass es Verrückte gab, »die keine Spur halluzinatorischer Verkennung an den Tag legten« (Hughes, 1884, zitiert in: Stone, 1986, S. 19.), sondern deren Erkrankung »eine des *Charakters*« war, wird an den Kontroversen ersichtlich, mit denen Prichards Begriff der »moral insanity« auch noch ein halbes Jahrhundert nach seinem Erscheinen unter Fachleuten diskutiert wurde.

Ein Dreh- und Angelpunkt der Kontroversen war die schwierige Grenzziehung zwischen Dissozialität (im Sinne gesellschaftsschädigenden Verhaltens im weitesten Sinne) und psychischer Erkrankung. Die diagnostische Klassifikation der Persönlichkeitsstörung gab es noch nicht – diese sollte erst in der zweiten Hälfte des 20. Jahrhunderts in der amerikanischen Klassifikation DSM-III eingeführt werden. Deutsche, französische und italienische Psychiater in der zweiten Hälfte des 19. Jahrhunderts zogen es mehrheitlich vor, einer anthropologischen Zeitgeistideologie folgend, von einer angeborenen Degeneration zu sprechen, wenn es darum ging, diese seltsam unverstandenen affektiv-emotionalen Auffälligkeiten und hochgradigen Erregungszustände ohne psychotische Symptome zu verstehen.

Man kann sich des Eindrucks nicht erwehren, dass gerade das unbedingte nosologische Ordnungsbedürfnis, das zuweilen in eine veritable terminologische Ordnungswut mündete, den Blick verstellte für die Möglichkeit, dass es schwerwiegende psychische Erkrankungen geben könnte, die eben *nicht* in einer schizophrenen oder manisch-depressiven Psychose aufgingen. Entweder, so scheint es, wurde hartnäckig versucht, doch noch irgendwo eine wahnhafte oder illusionäre Verkennung ausfindig zu machen, oder aber man landete im Bereich degenerierter Krimineller.

Eindeutige Abgrenzungen dienen auch der scharfen Trennlinie zwischen Untersucher und Untersuchungsgegenstand. Wie Henri F. Ellenberger in seiner Geschichte zur *Entdeckung des Unbewussten* (1970) ausführt, war gerade die zweite Hälfte des 19. Jahrhunderts von einem ungebrochenen Positivismus- und technologischen Fortschrittsglauben einer ausschließlich von Männern besiedelten Wissenschaftswelt geprägt. Man betrachtete das menschliche Seelenleben mit den als unbestechlich geltenden wissenschaftlichen, männlichen Augen von außen. Eine weniger scharfe Grenzziehung zwischen Gesunden (Ärzten) und Kranken (Verrückten) hätte zu viel Unruhe im Untersucher bedeutet. So ist es interessant zu lesen, dass Emil Kraepelin im »persönlichen Umgang« als angenehm und im heutigen Verständnis als sehr teamfähig galt, seinen Patienten gegenüber jedoch eine ausgesprochen distanzierte Haltung an den Tag legte. Er habe sich ausschließlich dafür interessiert, so Zilboorg & Henry (1941) in ihrer Geschichte der medizinischen Psychologie, *wie* Patienten dachten, nicht dafür, *was* sie innerlich bewegte und *warum*. Das war nicht nur so, weil es eine Gesetzmäßigkeit der Wissenschaftsgeschichte ist, dass ein neuer Gedanke bei vielen erst einmal Verunsicherung, Angst und Ablehnung hervorruft. Es ist der als *fremd* empfundene Untersuchungsgegenstand selbst – das Erleben und Verhalten unserer Mitmenschen –, der verstören kann, und zwar umso mehr, je weniger eindeutig und klar sich Normalität und Verrücktheit voneinander unterscheiden lassen und je mehr das Verrückte und das Fremde als Projektionsfläche für das Normale dienen müssen.

Dass Übergänge zwischen »gestört« und »normal« fließend sind und dass man diagnostisch womöglich besser mit dem Konzept eines Kontinuums fährt – dafür musste die Zeit erst reif werden. Erst einmal brauchte es die Gedankengänge eines Friedrich Nietzsches und Sigmund Freuds, die den Glauben an Positivismus und die damit verbundene Hybris doch recht nachhaltig infrage stellten. Es brauchte aber auch den Untersuchungsgegenstand selbst, der es sich erlauben durfte, von einem im wahrsten Sinne eingeschläferten Zustand zu geistiger und mentaler Wachheit zu gelangen und in Sachen psychischen Leidensdrucks eine eigene Stimme zu entwickeln.

»La grande névrose« oder »la pétite hystérie«?

In der zweiten Hälfte des 19. Jahrhunderts gesellte sich zu der genannten Patientengruppe eine zweite Kohorte hochgradig erregbarer, psychisch auffälliger und stimmungslabiler Personen, an deren Vernunft und Verstand regelmäßig gezweifelt wurde: Es war die Hoch-Zeit der hysterischen Frauen, die die Wissenschaft für sich entdeckt hatte. Eigentlich müsste es heißen, »*wieder*entdeckt«, denn die Hysterie hatte bereits seit über 2000 Jahren als prototypischer Ausdruck weiblicher Verrücktheit gegolten (vgl. Porter, 1987; Ellenberger, 1970). Unruhige Wanderbewegungen der Gebärmutter (griechisch: *hystera*) im Körper der Frau, stets auf der Suche nach befruchtendem Sperma, konnten bei Nicht-Befriedigung zu unschönen Symptomen führen.

> »Die Gebärmutter ist ein Tier, das glühend nach Kindern verlangt. Bleibt dasselbe nach der Pubertät lange Zeit unfruchtbar, so erzürnt es sich, durchzieht den ganzen Körper, verstopft die Luftwege, hemmt die Atmung und drängt auf diese Weise den Körper in die größten Gefahren« (Timäus von Plato, zitiert bei Mentzos, 1989, S. 23).

Abgelöst wurde diese Sichtweise vom Bild der »armen Hysterischen, die in früheren Jahrhunderten als Besessene verbrannt oder exorziert worden waren« (Freud, 1888, S. 72). Doch »nachdem die Grimasse der Hexe aus der Öffentlichkeit verschwunden war, war es die Omnipräsenz der Hysterie, die das private Leben belastete« (Corbin, zitiert in Ariès & Duby, 1999, S. 588). Allerdings fand man die durch einen *nervösen Schock* ausgelöste *grande névrose* (oder *grande hystérie* mit ihrem bunten Strauß an Symptomen – Krampfanfälle, Störungen der Sensibilität und der Sinnestätigkeit, Lähmungen, Kontrakturen sowie allgemeinen Charaktermerkmalen wie Übertreibung, Theatralik, Dramatisierung und Emotionalisierung (vgl. Freud, 1888, S. 73–90) – nicht nur bei einzelnen Frauen. Zuweilen herrschte auch der *kollektive* hysterische Wahnsinn:

> »Die ersten Störungen traten im Frühling 1957 bei zwei Mädchen auf, die sich auf die Erstkommunion vorbereiteten. Sie

> tobten und fluchten auf Gott, verfielen in Zuckungen und beschimpften die Erwachsenen, die sie zu beruhigen suchten. Bald machte ihr Beispiel nicht nur bei Gleichaltrigen Schule, sondern auch bei den älteren Frauen […]. In dieser Hysterie verriet sich auch – vielleicht vor allem – das individuelle Unglücklichsein von jungen Mädchen, die auf der Suche nach ihrer Identität waren, die nicht tanzen durften, die Angst hatten, keinen Mann zu finden, und denen es schließlich auch Spaß machte, einander in ihrem kollektiven Wahn zu imitieren. […] Die Mädchen beschimpften ihre Väter und kümmerten sich nicht mehr um das, was sie sagten; die Frauen fingen an, ihre Männer zu schlagen, und machten sich über den Gottesdienst lustig, dessen Riten sie auf den Kopf stellten; am 30. April 1864 verfluchten die entfesselten Hysterikerinnen feierlich den Bischof […]. Noch verräterischer ist, dass die Frauen die Arbeit verweigerten; statt dessen spielten sie Karten, tranken Alkohol, was sonst den Männern vorbehalten war, sie aßen fortan nur noch Weißbrot und wollten von Kartoffeln nichts mehr wissen« (Corbin, zitiert in Ariès & Duby, S. 591).

Ähnliche hysterische Epidemien wie die eben beschriebenen Ereignisse von Morzine, einem abgeschiedenen Dorf in den französischen Alpen, in dem zahlreiche unverheiratete Frauen in einer Art spezifisch weiblicher Sozietät lebten, konnten sich jedoch auch inmitten der Metropole Paris zutragen, sei es unter Arbeiterinnen, Schülerinnen oder Erstkommunikantinnen. Der inszenierte Kontrollverlust im Sinne lustvollen Aufbegehrens gegen herrschende patriarchale Normen fand jedoch bald ein Ende. Nicht mehr in Form von Exorzismen oder Hexenverbrennungen, vielmehr war es die männliche Wissenschaft, die wild entschlossen die Dinge wieder unter ihre Kontrolle zu bringen trachtete, indem sie nun ihrerseits für Spektakel sorgte und unter Jean-Martin Charcot in der Salpêtrière (wir erinnern uns, die Frauenabteilung der Pariser Psychiatrie) somnambule Zustände und Anfälle der *grande névrose* am laufenden Band evozierte (ebd., S. 583).

Dieses Mal war es also die neue Modewissenschaft der Neurologie und nicht so sehr die Psychiatrie, die diesen Bereich der Verrücktheit, die man auf eine organische Erkrankung der Nervenbahnen zurückführte, für sich beanspruchte. Und wieder waren es die Franzosen, die terminologisch und behandlungstechnisch Maßstäbe setzten: Es ging nun um die »folie hystérique« (Farel, 1890), der man mit Hypnose und Ovarienpressen zu Leibe rückte.

Die Beunruhigung ist hier zweifach: Zum einen handelte es sich erneut um eine ausgeprägt schillernde Symptomatik bei einer Gruppe von Menschen, die sich dem (männlichen) ärztlichen Zugriff entzog, weil man sie nicht verstand und sich die Behandlungsmethode der Hypnose, in die große Hoffnung gesetzt worden war, als langfristig nicht wirksam erwies, zum anderen fiel dies zeitlich zusammen mit einer ersten unbequemen Welle der Frauenbewegung ab Mitte des 19. Jahrhunderts, die ebenfalls die Prinzipien der Aufklärung für sich in Anspruch nahm, um für die politischen und bürgerlichen Grundrechte von Frauen einzutreten und eine systemimmanent verordnete Unmündigkeit aufzuheben.

Während also einerseits offen gegen die Macht der patriarchalen Unterdrückung protestiert und aufbegehrt wurde, wurde andernorts auf die »List der Ohnmacht« zurückgegriffen (Duda et al., 1992, S. 123), auf Verweigerung durch Flucht in die Krankheit, die es ermöglichte, sich unerträglichen Geschlechtsrollenstereotypen als Ehe- und Hausfrau, Mutter und Krankenpflegerin zu entziehen, ohne allerdings dadurch tatsächliche Emanzipation und Selbstbestimmung zu erlangen.

> »Heute war der heißeste qualvollste Tag der ganzen Zeit, ich war wirklich schon kindisch vor Ermattung. Ich merkte, dass ich einer Erhebung bedurfte, und war darum bei Breuer, von dem ich eben spät komme. Er hatte Kopfschmerzen, der Arme, und nahm Salicyl. Das erste, was er tat, war, mich in die Badewanne zu jagen, aus der ich verjüngt heraufstieg. […] Dann nahmen wir oben in Hemdsärmel […] Nachtmahl, und dann kam ein langes medizinisches Gespräch über die ›moral insanity‹ und Nervenkrankheiten und merkwürdige Fälle« (Freud an seine Verlobte Martha Bernays am 13. Juli 1883, zitiert in Gay, S. 78).

Die vergleichsweise junge Disziplin der Neurologie, die sich in der zweiten Hälfte des 19. Jahrhunderts zu etablieren begann, brachte es mit sich, dass sich Ärzte wie Freud, denen keine akademische Karriere offenstand, in eigener Privatpraxis niederließen. Die Probleme, deretwegen sie aufgesucht wurden, waren vornehmlich »nervöser« Art, was zunächst einmal nichts anderes bedeutete als eine angenommene organische Erkrankung bestimmter Nervenbahnen (gr.: *neuron*), woraus sich die Bezeichnung »Neurose« (frz.: *névrose*) entwickelte. Psychische Schwierigkeiten, so die herrschende Lehrmeinung, waren Ausdruck oder Folge krankhafter organischer oder degenerativer Prozesse des Gehirns. Fragen des individuellen Charakters und Seelenlebens sowie der menschlichen Psyche wollten viele lieber im Rahmen philosophischer und literarischer Darstellungen diskutiert wissen (vgl. Zilboorg & Henry, 1941; Gay, 1999).

»Hysterie« ist als Krankheitsbegriff ebenso überfrachtet wie der der Borderlinestörung und von daher von geringem klinischen Nutzen. Die bei Freud (1893, 1895) beschriebenen Symptome und Krankheitsbilder haben eine große Spannbreite, die von einfachen monosymptomatischen Konversionsstörungen (etwa hysterischer Husten oder hysterische Bewegungsstörungen) bis hin zu multiplen Beschwerdebildern reichen, die die Diagnose einer Persönlichkeitsstörung rechtfertigen würden:

- diffuse und »ungebundene« Angst, die sich an keine konkreten Inhalte hefte, sondern nach heutigen Maßstäben das Kriterium »frei flottierend« erfüllen würde, wie es für Borderlinestörungen als prototypisch angesehen wird
- ausgeprägtes Depersonalisations- und Derealisationserleben bis hin zu psychosenahen Symptomen bzw. halluzinatorisch anmutenden Wahrnehmungen
- Trance-Zustände und Amnesien sind Hinweise auf typische dissoziative Gedächtnis- und Bewusstseinsstörungen, also eine nach heutigem Verständnis »Dissoziative Identitätsstörung«

Das Problem der »gespaltenen« oder »multiplen Persönlichkeit« oder »Trübung des Bewusstseins« im Sinne einer Fragmentierung und Desintegration des Bewusstseins galt laut Gast (2011) als eines der unter Psychiatern und Philosophen meist diskutierten Themen der zweiten Hälfte des 19. Jahrhunderts. Auch Selbstverletzungen, »intensive Selbstmordimpulse und Fensterzerschlagen«, »rapidester Stimmungswechsel in Extremen« und Suizidversuche, die zu Klinikaufenthalten führten, Essstörungen und andere Symptome auf Verhaltensebene fehlen nicht.

> »Sie tun sich wichtig, spielen sich auf, suchen die Aufmerksamkeit auf sich zu ziehen, sind vorlaut, frech. […] Ihre Beziehung zum Arzt suchen sie sofort persönlich zu gestalten. […]
>
> Sie ritzen sich ein wenig am Arm, machen Anstalten, sich auf einer Brücke zu entkleiden, über die Brüstung zu springen, schlingen ein Taschentuch, einen Bindfaden, das Strumpfband um den Hals, stoßen mit dem Kopfe an die Wand, legen ein Messer unter das Kopfkissen, kaufen sich einen Revolver […]. Vielfach kündigen die Kranken ihre selbstmörderischen Absichten vorher an, schreiben rührende Abschiedsbriefe« (Kraepelin, 1905).

In der Tat verwundert es nicht, »dass die Männerwelt mit Ärger, Zorn und Feindseligkeit reagierte« (Duda et al., 1992, S. 125), oder psychoanalytisch ausgedrückt: eine negative Gegenübertragung ausagierte. »Ich schwor mir damals, […] daß ich nicht noch einmal eine solche Tortur durchmachen würde«, so Joseph Breuer zu seiner Behandlung von Anna O. (zitiert nach Gay, 1989, S. 84). Das Patientin-Arzt-Verhältnis war durch ein chronisches emotionales Sich-Verfehlen gekennzeichnet, die wiederum auf unerkannten intensiven Übertragungsphänomenen basierte, die durch das regressive Angebot einer Klinik oder eines Sanatoriums noch verstärkt werden konnten.

Es erscheint nicht von ungefähr, dass sowohl die Bezeichnung »hysterisch« im Laufe der Zeit ein Eigenleben entwickelte, vor allem um Frauen als überspannt und überzogen emotional zu diskreditieren, und zwar egal, ob es sich nun um klinische Symptome im eigentlichen Sinne handelte oder um die Heftigkeit und Ungeheuerlichkeit, mit der sie gesellschaftspolitische Forderungen und Ansprüche geltend machten. Auch der Begriff »Borderline« wird vor allem in der zweiten Hälfte des 20. Jahrhunderts ein Eigenleben entwickeln und zur Etikettierung von Frauen herangezogen werden, deren Affektivität als unkontrollierbar gefährlich (für sich und andere) erscheint. Wiederum mit der Folge, dass eine differenzierte Betrachtung erschwert und die tatsächliche

Tragweite der Störung, des damit verbundenen persönlichen Leidensdrucks, aber auch die Gefahren für das eigene Selbst und für andere verzerrt oder unterschätzt werden.

So wie Soziologen und Sozialpsychologen das Syndrom der Hysterie im 19. Jahrhundert mit der gesellschaftlichen Unterdrückung sowie mit der allgemeinen und sexuellen Ausbeutung von Frauen in Verbindung gebracht haben, so scheint ab Mitte des 20. Jahrhunderts unbestritten, dass es einen pathogenetischen Zusammenhang zwischen dem Syndrom der Borderlinestörung und der Auflösung haltgebender, stabiler sozialer Strukturen und sicherer familiärer Bindungserfahrungen gibt (Paris, 2011).

Sigmund Freuds Überlegungen eröffneten im späten 19. Jahrhundert neue Wege des Denkens und Behandelns für die zentralen ungelösten Fragen und Probleme psychischer Störungen. Neben Ablehnung stießen sie durchaus auch auf offene Ohren. Für manche war trotz oder gerade wegen des Ordnungseifers à la Kraepelin ein gewisser Endpunkt in Typologisierungen und rein deskriptiv-klinischen Falldarstellungen erreicht, so beeindruckend präzise und klar diese auch sein mochten. Der Versuch, die Restkategorie der »konstitutionellen« Verstimmungen bzw. in »psychopathischen Zuständen«, also in die »Erregbaren und Instabilen« (Krapelin, 1904), die impulsiv Irren (Kraepelin, 1905), die Triebmenschen (Kraepelin, 1909) und die stimmungslabilen und explosiblen Psychopathen (Schneider, 1923) doch noch in den herrschenden Klassifikationen unterzubringen bzw. sie unter eine *dementia praecox* (subschizophren) oder ins *manisch-depressive Irresein* (subaffektiv) zu subsummieren, war letztlich gescheitert (Herpertz & Saß, 2011).

Doch auch damals waren die Störungsgrade höchst unterschiedlich und die Patienten bewegten sich zwischen Kliniken, Privatsanatorien und ambulanter Behandlung hin und her. Es handelte sich um eine gar nicht so kleine Gruppe von Kranken »in der Grauzone zwischen Vernunft und Verzweiflung«, so der amerikanische Neurologe Irving C. Rosse im Jahr 1891. Sie seien nicht so gesund und stabil, so Irving, dass sie sich unter Kontrolle hätten, aber auch nicht so krank, als dass man sie, mittels einer Unterbringung in einer Klinik, unter Kontrolle bringen müsse.

Jüngere Kollegen zeigten sich dem Ansatz Sigmund Freuds gegenüber auch deshalb aufgeschlossen, weil sie darin eine Möglichkeit sahen, einem gewissen therapeutischen Fatalismus und Nihilismus entgegenzutreten, der sich vor allem in Deutschland eingestellt hatte. Er bedeutete die Hoffnung, die *Grenzen* des bis dahin therapeutisch Machbaren auszudehnen und psychischen Erkrankungen mit einem neuen Tiefenverständnis zu begegnen. Es dauerte bis in die 1920er Jahre, als die erste Generation psychoanalytisch ausgebildeter Psychiater in Deutschland erste Ansätze einer stationären Behandlung für Patienten mit schweren Persönlichkeitsstörungen entwickelte (vgl. Kernberg, 2022). Dass man den Begriff der Persönlichkeitsstörung im 20. Jahrhundert für lange Zeit recht unspezifisch zwischen »Neurose« und »Psychose« ansiedelte, ist auf terminologische Ungenauigkeiten und missverständliche Übersetzungen zurückzuführen. Wie wir an der großen Heterogenität »hysterischer« Symptome – körperliche und psychische Funktionsstörungen, typische Verhaltensmuster, Charaktermerkmale und Interaktionsstile – gesehen haben, bedeutete »neurotisch« (frz.: *névrotique*) ursprünglich keineswegs »weniger krank«, sondern konnte im Gegenteil eine schwere psychische Beeinträchtigung zum Ausdruck bringen.

Zwischen »Hirn und Hoden« oder »Hanging around the borderland«

Klinische Vignetten sind Teil der Medizingeschichte. Fallstudien aus dem Bereich der Psychotherapie befriedigen eine besondere voyeuristische Neugier, die wir rationalisieren, um guten Gewissens Zeitzeugnisse heranziehen zu können. Die Plastizität und Tiefenschärfe dieser Fallstudien geben nicht nur Aufschluss über das dargestellte Problem – ein noch unverstandenes, neuartig anmutendes Krankheitsbild oder Syndrom –, sondern auch über deren sozialpsychologische Hintergründe. Der amerikanische Historiker und Psychoanalytiker Peter Gay (1995) bezeichnet das 19. Jahrhundert als eines der bürgerlichen Innerlichkeit, in dem »Autobiographien und Selbstporträts, Biographien, Geschichtswerke und viele als Charakterstudien angelegte Romane« zu einer wahren Massenproduktion anwuchsen. Vor diesem Hintergrund passen Irving C. Rosses Fallvignetten (1891, zitiert nach Stone, 1986, S. 32) recht gut ins Bild nordamerikanischer Bürgerlichkeit und muten in gewisser Weise modern an. Wir lesen von medikamentenabhängigen Anwälten, Angestellten mit schweren Zwangsimpulsen oder Verfolgungsideen, chronisch suizidalen wohlhabenden Geschäftsmännern, bekannten Persönlichkeiten des Ostküsten-Establishments, die an quälenden hypochondrischen Ängsten oder kurzzeitigen Halluzinationen leiden, sowie protestantischen Geistlichen mit diffusen, überflutenden Ängsten. Rosse siedelt sie allesamt im Grenzbereich zwischen Vernunft und Wahnsinn (»trembling in the balance between reality and madness«) an. Bei manchen sieht er forensische Fragen aufgeworfen, doch insgesamt sei in allen Fällen eine adäquate Realitätsprüfung vorhanden.

> So wird ihm ein tief beunruhigter und gleichzeitig hoch erregter junger Mann überwiesen, der an einem »nahezu unkontrollierbaren Wunsch« leide, »Mitglieder seiner Familie zu töten«. Der Mordimpuls richte sich vor allem gegen seinen Vater, wenn er mit diesem am Frühstückstisch sitze. Er müsse dann fluchtartig den Raum verlassen. Der Patient kann sich diesen Drang nicht erklären, sei aber sehr wohl in der Lage, »zwischen richtig und falsch zu unterscheiden«.
>
> Wie sich herausstellt, besucht der junge Mann seit über einem Jahr jede Nacht eine junge Frau – ob es sich um eine Prostituierte handelt, wird nicht ganz klar –, der er sich lüstern hingibt, ohne jedoch den Geschlechtsverkehr zu vollziehen. Nachdem Rosse ihn diesbezüglich ermuntert, endlich bis zum Äußersten zu gehen, begegnet ihm der junge Mann deutlich ruhiger und mit »frischer Gesichtsfarbe«.

Die Fallgeschichten aus der neurologischen Praxis von Irving Rosse haben eher nichts mit der hysteriegeschwängerten Fin-de-siècle-Luft in Paris oder Freuds Wien zu tun. Vielmehr scheint es sich auf den ersten Blick um eher zwanghaft-depressive und paranoide Charakterstrukturen zu handeln. Doch die Verbindung »zwischen Gehirn und Hoden« als Ursache des Leidensdrucks (»the genetic connection between brain and testicles«), also die Verbindung zur Sexualität und ungelösten Triebkonflikten seiner männlichen Patienten, stellt auch Rosse her. Angst vor Impotenz (»sexually out of order«) und Neurasthenie, berechtigte Krankheits- und

Todesängste in Verbindung mit unheilbaren Geschlechtskrankheiten, soziale Ängste vor individuellem Scheitern angesichts des Modernitätsdrucks charakterisieren das individuelle Unglücklichsein von Männern und den »unklaren Grenzverlauf zwischen dem Normalen und dem Pathologischen« (Corbin, 1989, S. 584). Auch wenn es zu einer Verbesserung körperlicher Symptome kommen kann, so bleibt laut Rosse die psychische Verfassung mancher Patienten im »Grenzbereich« (»the patient is still hanging around the border*land*«, eigene Hervorhebung).

Als Rosse seinen Aufsatz 1891 veröffentlicht, werden in den Vereinigten Staaten die Ergebnisse eines landesweiten Zensus aus dem Jahr 1890 diskutiert, die eine für das amerikanische Selbstverständnis tiefgreifende Veränderung erbracht haben: Es gibt auf dem Territorium der USA kein »Grenzland« mehr. Die Grenze, die stets das Gebiet zwischen besiedeltem und unbesiedeltem Land im Westen markierte, ist aufgrund des Bevölkerungswachstums und der Siedlungsbewegung verschwunden, und somit auch ein wesentliches Kriterium nordamerikanischer nationaler Identität einer nach Westen hin offenen Gesellschaft.

Ob Irving C. Rosse in seiner Wortwahl der »border*land* insanity« von dieser in den 1890er Jahren in den USA hochaktuellen und intensiv geführten Debatte beeinflusst war, ist Spekulation. Unstrittig ist jedoch, dass *terminologisch* hier ein Anfang gesetzt ist. Nicht nur, weil Freuds Theorien sich von Beginn an auf dem nordamerikanischen Kontinent großer Beliebtheit erfreuen und den Wunsch nach Ausdehnung der therapeutischen Grenzen befeuern. Ein zweiter und womöglich weitaus wichtigerer Aspekt liegt in der Tatsache begründet, dass führende Köpfe der Psychoanalyse mit dem Aufkommen des Nationalsozialismus ihre Heimatländer Deutschland und Österreich verließen, um nach England oder in die Vereinigten Staaten zu emigrieren. Diese Verlagerung psychoanalytischer »think tanks« in den angelsächsischen Raum hatte zur Folge, dass die Weiterentwicklung des Borderlinekonzepts in englischer Sprache erfolgen und es somit ein angelsächsisches Konzept werden wird.

Bevor es jedoch so weit ist, sollten wir noch für einen Moment im Europa der 1920er und 1930er Jahre bleiben. Zum einen um uns einer dritten und besonderen Gruppe von Patienten zuzuwenden, deren grenzwertigem Verhalten man mit psychoanalytischem Verständnis zu begegnen suchte, zum anderen um die Anfänge psychoanalytischer Entwicklungspsychologie und Objektbeziehungstheorie nachzuzeichnen.

Jugendliche Verwahrlosung und Dissozialität

Im Jahr 1924 hält der Pädagoge und Psychoanalytiker August Aichhorn im Ambulatorium der Wiener Psychoanalytischen Vereinigung zehn Vorträge zur Psychoanalyse in der österreichischen Fürsorgeerziehung.

> »Um nicht am Pathologischen, das zum Arzt und nicht zum Erzieher gehört, vorüberzugehen, empfahl ich der Mutter, ihren achtzehnjährigen Sohn zuerst auf der heilpädagogischen Abteilung der Wiener Kinderklinik untersuchen zu lassen. Dort wurde festgestellt, daß die Arbeitsscheu und die argen Exzesse des Jugendlichen [...] auf einen Familienkonflikt zurückzuführen seien und daß krankhafte psychische Störungen nicht vorliegen« (Aichhorn, 1931, S. 63).

> »Beim Besprechen seiner Beziehungen zu den Familienangehörigen wird er sehr erregt, namentlich als die Rede auf die ältere Schwester, Leopoldine, die seinen ganzen Haß und auf sich gezogen hat, kommt. Man erfährt von ihm, daß seine Wutausbrüche und Angriffe meist ihr gelten« (ebd., S. 65).

August Aichhorn ist ein wichtiger Protagonist der Wiener Schulreform, einer in der Ersten Österreichischen Republik nach dem Ersten Weltkrieg von Sozialdemokraten und Liberalen angestoßenen tiefgreifenden Reform des Schulwesens. Erkenntnisse aus der Tiefenpsychologie und zur »Kinderseele« flossen in das politische Bemühen ein, einen demokratischen Erziehungsstil mit Bildungs- und Chancengleichheit zu verbinden. Eine entsprechende Aus- und Fortbildung für Lehrer, unter anderem mit Vorlesungen von Alfred Adler und Anna Freud, wurde ab 1922 am neu gegründeten Pädagogischen Institut der Stadt Wien angeboten. Die Reformen, die gegen den erbitterten Widerstand konservativer Kreise und der katholischen Kirche letztlich nur in Wien durchgesetzt werden konnten, fanden 1938 mit der Machtübernahme der Nationalsozialisten in Österreich ihr Ende.

Delinquenz, Triebenthemmung und Aggression bei Kindern und Jugendlichen nennt Aichhorn unter dem Oberbegriff der Verwahrlosung, etwa »Schulstürzen« (Schulschwänzen), Weglaufen, Arbeitsscheu und andere Verhaltensauffälligkeiten wie etwa sich »auf der Gasse« herumtreiben, in einem Brief an Lou Andreas-Salomé aus dem Jahr 1922 gibt Anna Freud seine Patienten mit »Dieben, Vagabunden und Messerstechern« an. Aichhorn, damals 46 Jahre alt, ehemaliger Grundschullehrer und späterer Leiter der Wiener städtischen Fürsorgeanstalten sowie der Wiener Psychoanalytischen Erziehungsberatung, sieht sich als Anwalt seiner Schutzbefohlenen.

Die Eltern und Familienangehörigen, die ihn überfordert, voller Zorn und Aggression, aber auch rat- und hilflos aufsuchen, sind vor einem moralisierenden oder abwertenden Urteil ebenso sicher wie die Kinder und Jugendlichen, deren Verhalten er vor dem Hintergrund damals gängiger psychoanalytischer Konzepte zu verstehen sucht. Die Plastizität seiner Fallvignetten ist beeindruckend. Aichhorn erscheint unbeirrt und unerschrocken, wenn er sich über »schlechte Kinder guter Eltern« und »gute Kinder schlechter Eltern« Gedanken macht. Als Reformpädagoge im »Roten Wien« sieht er eine »Reihe von Verwahrlosungen auf neurotischer Grundlage entstehen« und spricht von »Grenzfällen«, in denen es genau abzuwägen gelte, wie viel bisherige Erziehungsmittel und wie viel psychoanalytisch geschultes, pädagogisches Können zur »Nacherziehung« notwendig seien. In seinem Vorwort zur zweiten Auflage von Aichhorns Buch *Verwahrloste Jugend* aus dem Jahr 1931 greift Sigmund Freud Aichhorns Begriff der »Grenz- und Mischfälle« auf. Diese erscheinen später in der ersten, teilweise stark gekürzten Übersetzung ins Englische aus dem Jahr 1934 als »borderline and mixed cases«.

> »Er zeigt stark femininen Habitus, verlegenes, ängstliches, schüchternes Benehmen und ist anfänglich in seinen Mitteilungen recht zurückhaltend. Man würde diesem Jungen so arge Exzesse nicht zutrauen; sie können auch unmöglich der Ausdruck eines brutal veranlagten Menschen sein, sondern müssen als momentaner Affektausdruck gewertet werden. […] Er gibt

> zu, daß er, der gesunde, kräftige Junge, der Mutter nicht zur Last fallen könne, wehre sich aber, als gewöhnlicher Hilfsarbeiter zu gehen, wozu die Mutter ihn zwingen will. Er wäre einverstanden, die Tischlerei auszulernen, wenn sich jemand bemühe, daß ihm das erste Jahr Lehrzeit eingerechnet werde, aber darum habe sich bisher niemand gekümmert. […] In den beschäftigungslosen Zeiten hatte er der Mutter in den häuslichen Arbeiten, die ihm viel Vergnügen machen, geholfen. […] Die freien Stunden verbringt er mit Lesen von Büchern. In der Wahl seiner Bücher ist er nicht sehr anspruchsvoll […], sondern liest, was ihm unterkommt« (Aichhorn, 1931, S. 64).

Aichhorns Vorlesungen sind der Versuch, seine Zuhörerschaft für entwicklungspsychologische und unbewusste Zusammenhänge zu sensibilisieren, die eine Einschätzung darüber erlauben, »wohin sich das Individuum entwickelt: ob es psychisch normal bleibt, irgendwie nervöse Störungen und Entwicklungen aufweist oder auch ins Dissoziale ausweicht«. Er verknüpft die Frage nach möglicher biologischer Vulnerabilität mit frühen (Beziehungs-)Erfahrungen bzw. dem wechselseitigen Umgang mit Affekten in den frühen Beziehungsgestaltungen. Und in der Tat finden sich in den zahlreichen Falldarstellungen dieser spezifischen Patientenkohorte regelmäßig und nahezu prototypisch Merkmale, die mittlerweile als *Risikofaktoren* für die Ausbildung einer Persönlichkeitsstörung außer Frage stehen und im Rahmen entwicklungspsychoanalytischer Studien von psychosozialen Hochrisikogruppen wiederholt bestätigt wurden (Osofsky, 2011; Buchheim, 2011):

- frühe Trennungs- und Bindungstraumatisierungen (Verlusterfahrungen, aber auch Ablehnung und Vernachlässigung innerhalb der Familie) sowie Gewalterfahrung (sexueller Missbrauch und körperliche Misshandlung), die nicht nur die Assimilations- und Integrationsleistungen des Ichs überfordern, sondern die Internalisierung unsicherer und desorganisierter Bindungsmuster befördern
- die emotionale Kommunikation und emotionale Regulation unterliegen dem Einfluss *negativer* Affekte
- eine fehlende fördernde Umwelt
- intergenerationale Fortsetzung fehlangepasster Muster

Eine psychische Struktur im Sinne einer bestimmten Handlungs- und Erlebnisbereitschaft gibt es bereits im frühen Kindesalter (Arbeitskreis OPD-KJ, 2003). Die Frage, wie sich Trieb- und Impulsdruck in der Pubertät auf Ich-Entwicklung und Abwehrprozesse auswirken, welche Umgebungsrisiken potenzielle Entwicklungsstörungen bedingen und wie sich diese von neurotischen Störungen unterscheiden lassen, begleitet die psychoanalytische Entwicklungspsychologie von Anfang an (vgl. A. Freud, 1952), ebenso die Frage nach alterstypischen Identitätskrisen (Erikson, 1976; Streek-Fischer, 2011) oder pathologischer Identitätsdiffusion (Kernberg, 1978).

Wie neurobiologische Untersuchungen bestätigen (etwa Nelson et al., 2003), sind es die Geschlechtshormone, die die affektive, kognitive und soziale Informationsverarbeitung und damit die Antwortbereitschaft auf soziale Stimuli während der Adoleszenz nachhaltig verändern. Stressregulation im Allgemeinen sowie Affekt- und Selbstregulation im Besonderen müssen mit der langsamer verlaufenden kognitiven Entwicklung in Einklang gebracht werden. Vor allem Dysregulationen im Bereich der Selbst-, Affekt- und Impulssteuerung können auf der Verhaltensebene zu selbst- und/oder fremdaggressiven Verhaltensmustern führen, die wiederum die soziale Integration nachhaltig beeinträchtigen.

So stellte es sich auch bei August Aichhorns jungem Patienten dar, den der Tod des Vaters während der Pubertät und der wiederholte Verlust einer eigentlich positiv besetzten Lehrstelle (mitsamt des Meisters als männlichem Identifikationsobjekt und Rollenvorbild) schließlich »auf die Gasse« und in die aggressive Verweigerung treiben, während sich die alleinerziehende Mutter zornerfüllt abwendet.

> »Von ihrem Sohne spricht sie sehr geringschätzig, und so, als ob er ihr nichts mehr bedeute. ›Er ist kein Mann, ein eigensinniger, dummer Bub, und dabei will er der Gescheite sein. Wenn er mit den Schwestern allein zu Hause ist, kehrt er den Herrn heraus; das lassen sich die Mädchen natürlich nicht gefallen. Er schimpft und redet dabei einen rechten Unsinn zusammen, die Schwestern lachen ihn aus, er wird brutal und geht namentlich auf die Poldi wie ein wildes Tier los. Ich muss ihn von zu Hause wegbringen, sonst geschieht noch ein Unglück. Mir gegenüber

> ist er gefügig und wagt es nicht, sich aufzubäumen, weil ich ihn sonst trotz seiner achtzehn Jahre noch züchtige. [...] Er ist ein Egoist, hat nur sich selbst gerne, steht in der Frühe nicht auf und putzt sich seine Schuhe nicht. Er hat überhaupt nicht den Trieb, selbst etwas zu machen. Zu Hause in der Wirtschaft mithelfen und Bücher lesen, das möchte er: das ist aber keine Beschäftigung für einen so alten Jungen, er muss endlich in eine geordnete Beschäftigung hinein. Ich erhalte ihn nicht länger, ich habe kein Geld für ihn, er muß begreifen, daß wir uns nicht länger für ihn plagen werden.‹« (Aichhorn, 1931, S. 67).

Aichhorn widmet sich in der ausführlichen Diskussion der Frage, wie die aggressiven Durchbrüche des jungen Mannes einzuordnen seien. Handelt es sich um ein konstitutionell bedingtes Merkmal oder doch eher um die Manifestation einer »latent längst vorgebildeten« Psychodynamik? Er benennt die Notwendigkeit, einen »genaueren Einblick in die Struktur des Ichs« zu gewinnen, »und damit die Möglichkeit, die Beziehungen der Verwahrlosung zu dessen Strukturveränderung zu studieren« (ebd., S. 21).

Zum Zeitpunkt der Vorträge ist es erst ein Jahr her, dass Freud seine Schrift *Das Ich und das Es* (1923) veröffentlicht hat, in der er eine wichtige metapsychologische Schwerpunktverlagerung vornimmt: Die topografischen Systeme »Bewusstsein«, »Vorbewusstsein« und »Unbewusstes« treten nunmehr in den Hintergrund zugunsten einer *Strukturtheorie*, die sich an den Hauptkomponenten des sogenannten psychischen Apparates von Ich, Es und Über-Ich orientiert.

Entwicklungspsychologisch ist dieser Paradigmenwechsel von großer Bedeutung, denn er geht über die psychosexuelle Phasenlehre hinaus und richtet den Blick nunmehr auf Fragen der Anpassung an und des Umgangs mit der äußeren Realität (beginnend mit Ferenczis frühem Aufsatz »Entwicklungsstufen des Wirklichkeitssinnes« von 1913); auf die Frage von Funktion und Abwehr des Ichs (*Das Ich und die Abwehrmechanismen* (1970) von Anna Freud); auf die Frage von »Ich-Grenzen« (Paul Federn) und der sogenannten primären Autonomie (Hartmann, 1939), das heißt »angeborenen Ich-Potentialen (Wahrnehmung, Gedächtnis, Motilität), die sich normalerweise in einer konfliktfreien Sphäre entwickeln, aber sekundär konfliktualisiert werden können« (Mertens, 1990, S. 92).

Behandlungstechnisch wiederum ist der *strukturelle* Aspekt von Relevanz, denn er relativiert die Annahme, dass es allein die Bewusstmachung verdrängter psychischer Inhalte oder Erinnerungen sei, das Wissen um die Traumatisierungen in der Vergangenheit oder schlicht Einsicht, die automatisch und zwangsläufig zu einer Symptombesserung führten.

Innerpsychisches Geschehen nun (auch) nach strukturellen Gesichtspunkten zu beurteilen – also wie Aichhorn bei seinen jugendlichen Schützlingen anmahnt, Verhalten und Symptomatik zu möglichen Strukturveränderungen des *Ichs* in Bezug zu setzen – markiert nicht nur metapsychologisch eine wichtige Ergänzung. Das, was hier als inoffizieller Beginn der sogenannten psychoanalytischen Ich-Psychologie postuliert werden kann, wird in den kommenden Jahrzehnten für das Verständnis von Borderlinepathologien im Sinne sogenannter früher oder struktureller Störungen von zentraler Bedeutung sein.

Die Frage, an welcher Stelle und zu welchem Zeitpunkt eine Gesellschaft die Grenze zwischen Normalität und Pathologie zieht, an welchen normativen Übereinkünften einer Kultur sich die individuelle psychische Entwicklung messen lassen muss (vgl. Ebrecht, 2003), kann man am Beispiel der Adoleszenz und der ihr jeweils abverlangten normativen Anpassungsleistungen, die letztlich immer auch zu intrapsychischen Integrationsleistungen libidinöser und aggressiver Impulse und Gefühle werden (sollen), eindrücklich diskutieren. Aichhorn tut dies, indem er zum Beispiel Verwahrlosung und Dissozialität unmittelbar mit Lieblosigkeit in der Primärfamilie sowie der damals gängigen Praxis der körperlichen Züchtigung in Bezug setzt. In seinem achten Vortrag »Die Aggressiven« postuliert er, dass »ein Stück Entwicklung in die Realität nicht gemacht wird, wenn das Kind durch ein ›Zuviel‹ an Strenge zur *Haßeinstellung* (eigene Hervorhebung) gegen seine persönliche Umgebung gebracht wird« (Aichhorn, 1931, S. 143).

Körperliche Gewalt im Herkunftsmilieu der Kinder und Jugendlichen ist in Aichhorns Vorlesungen allgegenwärtig und als Erziehungsmaßnahme mit keinem Tabu besetzt. In gewisser Weise geschieht dies nach dem Motto: Wenn alle geschlagen werden, muss sich keiner schämen. Freuds frühen Hinweisen auf Inzest und sexuelle Gewalt als Verletzung der Körpergrenzen haftet hingegen sehr wohl der Schleier des zu Verbergenden an. Immer wieder erwähnt Aichhorn den für ihn in vielen Fällen berechtigten Hass gegen die Gesellschaft als Folge einer Milieuschädigung, denn die meisten seiner Zöglinge stammen aus einem »zerstörten, zerrütteten oder unharmonischen Familienmilieu«. »Grenzfälle und fließende Übergänge« sieht er in beide Richtungen: zum einen »zur Neurose und Psychose«, was Überschneidungen mit dem Grenzgebiet der Psychiatrie impliziere; aber auch »zur normalen Jugend«, bei der es dann eher um Fragen der krisenanfälligen und konflikthaften Anpassungsprozesse geht (Aichhorn, 1931, alle Zitate S. 132).

Diese Vorstellung eines Kontinuums, auf dem Verhaltensauffälligkeiten und psychopathologische Symptome in unterschiedlicher Ausprägung angesiedelt sein können, vor dem Hintergrund einer gewissen strukturellen Ich-Stärke oder Ich-Schwäche und aufgrund einer genetisch-konstitutionellen Temperamentsdisposition, nimmt bereits einiges von dem vorweg, was wir heute als *strukturelle Diagnose* bei Persönlichkeitsstörungen anstreben. Kumulativen traumatogenen Einflüssen der frühen Entwicklung misst Aichhorn hohe Bedeutung zu. In diesem Sinne ist der Hass der Kinder und Jugendlichen in seinem Verständnis in den vielen Fällen als Reaktion auf übermäßige Frustration libidinöser Wünsche und Bedürfnisse sowie Überstimulierung zu verstehen.

Obwohl noch weit entfernt von heute gängigen objektbeziehungstheoretischen Erklärungsansätzen zur Borderlinestruktur, welche die Erkenntnisse der Neurobiologie der Affekte und des Temperaments (Yeomans et al., 2017), und damit auch die neurobiologische Verankerung der Aggression miteinbeziehen (Panksepp, 1998; Davis & Panksepp, 2018), wird bei Aichhorn bereits die zentrale psychodynamische Frage aufgeworfen, wie wir uns die innere Welt(-sicht) vorzustellen haben, wenn in der äußeren Realität (auf Verhaltensebene) und in der inneren Welt negative Affekte – Hass im Sinne chronifizierter Wut (Kernberg, 1992) – vorherrschen, und mit welchen entsprechenden Übertragungsdispositionen in einer Behandlung zu rechnen ist.

Ist die innere Weltsicht von der Überzeugung bestimmt, dass Freundlichkeit, Güte und fehlende Aggression beim Gegenüber nichts weiter als verächtliche Schwäche darstellen, auf die mit vermehrter Aggression reagiert werden muss? Eine Überzeugung, die wir heute vor dem Hintergrund einer »paranoiden Übertragungsbereitschaft« (Yeomans et al., 2008) interpretieren würden, das heißt, es gibt nur stark oder schwach, Sieg oder Niederlage. Der Schwächere muss mit Angriffen des Stärkeren rechnen. Am besten entgeht er diesen durch Präventivschläge. Sich schwach zu zeigen zöge unweigerlich die Verachtung und aggressive Vernichtung durch den anderen nach sich.

Oder ist eine innere Weltsicht am Werk, die das Zusammenleben von Menschen als auf gegenseitiger Ausbeutung basierend versteht und die Zuwendung und das Interesse des Gegenübers als falsch und unaufrichtig ansieht, was die Matrix einer »psychopathischen Übertragungsdisposition« (Yeomans et al., 2008) darstellen würde?

Evolutionsbiologisch dient Aggression dem Schutz der Jungen, der Sicherung von Nahrungsquellen und Lebensraum. Sie ist in diesem Sinne weder gut noch schlecht, sondern schlicht sinnvoll. Die Zivilisationsgeschichte des Menschen ist auch die Geschichte der Affektkontrolle (Elias, 1976), genauer gesagt der Kontrolle und Integration aggressiver Triebimpulse, die im besten Falle in den Dienst des Zusammenlebens und der Kooperation gestellt werden.

Wut als Basisaffekt der Aggression wiederum hat die Funktion – im Sinne eines Kommunikationssignals (Krause, 1997) –, eine Quelle des Ärgers oder ein Hindernis, das einer Befriedigung im Weg steht, zu beseitigen. Geschieht dies nicht, kann Aggression in Form von Wut pathologische Formen annehmen und sich in Hass transformieren.

Die Frage nach psychopathischen oder paranoiden Übertragungsdispositionen – die Mehrzahl der ambulanten Borderlinepatienten beginnt eine Behandlung mit ausgeprägten paranoiden Übertragungsmustern (Yeomans, 2017) – ist im Zusammenhang mit schweren Persönlichkeitsstörungen auf Borderlineniveau deshalb von großer Bedeutung, weil es um die wichtige diagnostische Einschätzung von fremdaggressivem und antisozialem Verhalten und damit um die Frage der psychotherapeutischen Behandelbarkeit geht. Differenzialdiagnostisch ist die wichtigste Überschneidung die zur Soziopathie bzw. Psychopathie, deren Gefährlichkeit für andere ungleich größer sein kann, da das Fehlen jeglicher

Schuldgefühle und Reue, in Kombination mit der Suche nach Nervenkitzel (aufgrund geringer Frustrationstoleranz), räuberische Erfolge, Schadenfreude sowie arglistige Täuschung das menschliche und gesellschaftliche Miteinander zerstört.

Die naive populärwissenschaftliche Überzeugung (auch unter Psychotherapeuten), Skrupellosigkeit, Gefühlskälte und Emotionslosigkeit seien stets und ausschließlich auf aversive Kindheitserlebnisse und schwerwiegende Bindungstraumatisierungen zurückzuführen (und könnten womöglich psychotherapeutisch durch ausreichend Einfühlung und Verständnis behandelt werden), übersieht die neurobiologischen »Webfehler« (Stout, 2006), die für eine abnorme Verarbeitung emotionaler Stimuli in der Großhirnrinde verantwortlich sind. Sie sorgt dafür, dass »primitive« affektive Reaktionen das Repertoire sind, aus dem Menschen mit ausgeprägten soziopathischen Zügen ihre Haltung zur Welt und zu den Menschen ableiten.

Auch Aichhorn widmete sich dem Problem aggressiv-destruktiver Impulsdurchbrüche von Kindern und Jugendlichen, die aufgrund »ihrer argen Unverträglichkeit in keiner Gruppe geduldet wurden« (1931, S. 142).

> »Es kam oft ganz unvermittelt zu unglaublichen Skandalszenen. Nicht selten sah man sie mit Tischmessern aufeinander losgehen, sich die Suppenteller gegenseitig an den Kopf schleudern. Auch der Ofen wurde umgeworfen, um einen Feuerbrand als Angriffswaffe zu erhalten« (ebd.).

Er erläutert eindrücklich seine Form der Milieutherapie, in der er einen stringenten Kurs des Gewährenlassens, der Milde und Güte fährt (bei gleichzeitig fortlaufender Aussprache), viel Spiel und Beschäftigung bietet. Erzieher sollten sich nicht aus der Fassung bringen lassen und lediglich danach trachten, bei besonders argen Szenen »Unglück zu verhüten«. Es ist durchaus beeindruckend zu lesen, wie sich die Aggression der Kinder und Jugendlichen nach einem starken Anschwellen regelrecht »totläuft« und schließlich in »Scheinaggression«, »Wutweinen« und eine erhöhte »Labilität« und Verletzbarkeit mündet. Ratlos lässt einen jedoch die Tatsache zurück, dass dies nur dem »tapferen Durchhalten« einzelner Erzieherinnen zu verdanken sei, die jedoch aufgrund völliger Erschöpfung »abgelöst werden mussten« (ebd., S. 146).

Stationäre, tagklinische und milieutherapeutische Behandlungen, vor allem bei jungen Borderlinepatienten, sind mittlerweile aus störungsspezifischen Behandlungsansätzen wie der Übertragungsfokussierten Psychotherapie für Persönlichkeitsstörungen nicht mehr wegzudenken (vgl. Dulz et al., 2022). Das Risiko für professionelles Burn-out ist sicher heute ebenso gegeben wie in Aichhorns Fürsorgeeinrichtungen. Allerdings können wir heute auf einen wertvollen Erfahrungsschatz und Wissensfundus zu unbewusst-systemischen Prozessen in Organisationen (etwa einer Klinik) und zu unbewussten gruppendynamischen Prozessen (in Teams oder therapeutischen Gemeinschaften etc.; vgl. Bion, 1961) zurückgreifen, sodass die Frage nach Belastbarkeit und Containment unverzichtbarer Bestandteil auch einer stationären Behandlung ist und bereits in den Rahmenvereinbarungen Eingang findet.

August Aichhorns Definition von *Grenzfällen* folgt bereits einer wesentlichen differenzialdiagnostischen Frage: Inwieweit ist die Symptomatik Ausdruck eines *inneren ungelösten neurotischen Konfliktgeschehens*, mit anderen Worten, eingebettet in eine bereits reifere Struktur des Ichs oder der Persönlichkeit? Oder: Inwieweit »befindet sich der Dissoziale mit einem Teile oder der gesamten Umwelt in offenem Konflikt: die in der ersten Kindheit unbefriedigt gebliebenen Liebesstrebungen haben dazu geführt« (1931, S. 105)? Diese Argumentationslinie von Persönlichkeitsstörung im Sinne einer *frühen strukturellen Störung*, die sämtliche Bereiche der Persönlichkeit in Mitleidenschaft zieht und die auf dem Boden unzuträglicher Umwelteinflüsse entsteht, werden frühe Objektbeziehungstheoretiker wie Ronald Fairbairn, Donald W. Winnicott und Michael Balint aufgreifen und auf ihre Art weiterentwickeln. Gemeinsam ist ihnen die Überzeugung, dass Aggression eine Reaktion auf früheste Versagung und Deprivation ist.

Diese Auffassung wird bis zum heutigen Tag immer wieder eine Sollbruchstelle in der Diskussion um Borderlinestörungen sein, sowohl in theoretisch-konzeptueller als auch in behandlungstechnischer Hinsicht. Sie berührt die grundsätzliche Frage nach Aggression und Destruktivität als anthropologischer Konstante. In psychoanalytischer Hinsicht ist es auch die Frage nach der Schnittmenge zwischen äußerer Realität und innerer Welt sowie den unbewussten Objektbeziehungsfantasien, die das Erleben und Verhalten des Individuums bestimmen.

Das kleinianische Kind und der Beginn der Objektbeziehungstheorie

Das Epizentrum psychischer Erschütterung in Freuds Gedankenwelt war und blieb die innere Auseinandersetzung um schuldhaft erlebte und deshalb verdrängte ödipal-sexuelle Konflikte sowie deren Bedeutung für die strukturelle Entwicklung der Persönlichkeit, die in der Ausbildung eines reifen Über-Ichs einen vorläufigen Höhepunkt findet. Mit anderen Worten: Sigmund Freud orientierte sich am Primat des Sexuellen (vgl. May, 2022). Insofern kann man es als folgerichtig betrachten, dass er, zumindest in seinen frühen Veröffentlichungen zur Hysterie, Erfahrungen von Inzest und sexuellem Missbrauch als ätiologische Faktoren für die Entstehung schwerer Psychopathologien ins Bewusstsein rückte – zur schwierigen Frage der Revision der Verführungstheorie siehe Dulz (2011) und Richter-Appelt (2002).

August Aichhorns Vorlesungen wiederum zeigen, dass schwere Verhaltensauffälligkeiten und Dissozialität sowie Beeinträchtigungen der adoleszenten Selbst- und Identitätsentwicklung unter anderem durch eine Ich-Schwäche bedingt sind, die in unmittelbarem psychodynamischem Zusammenhang mit emotionaler und körperlicher Gewalt steht. Er betont damit den zweiten wichtigen Strang an Risikofaktoren, wie sie mittlerweile für die Entstehung von Borderlinestörungen belegt und vielfach empirisch erforscht sind (vgl. Dulz & Jensen, 2011, S. 205).

In der Zeit, in der Aichhorn seine Beobachtungen aus österreichischen Erziehungs- und Fürsorgeeinrichtungen psychoanalytisch aufbereitete, also ab den frühen 1920er Jahren, und sich dabei bereits ich-psychologisch orientiert – also die zentrale Funktion des Ichs zur psychischen Integration von Erfahrung und zur Kontrolle von Verhalten hervorhebt –, wird an anderer Stelle der Grundstein für eine »neue« Psychoanalyse (May, 2022) gelegt, die für sich in Anspruch nimmt, »tiefer« zu blicken und den entwicklungspsychologischen Fokus zu erweitern: Beginnend etwa mit den Arbeiten von Karl Abraham zu aggressiven Aspekten psychischer Prozesse sowie *präödipalen* mörderischen Wünschen (Abraham, 1921, 1923), ist es vor allem das Erscheinen der selbstbewussten Melanie Klein auf der Bühne der europäischen Psychoanalyse, das die präödipale Entwicklung des Kindes, frühe Objektbeziehungen und die Rolle der Aggression für die Strukturierung von Wahrnehmung und Erleben in den Vordergrund rückt.

Über die erbittert geführten theoretischen und persönlichen Kämpfe um die konzeptuelle und behandlungstechnische Herangehensweise Melanie Kleins ist vielfach berichtet worden. Sie füllen Bände (vgl. Hinshelwood, 1991; Grosskurth, 1986) und sollen hier nicht wiedergegeben werden. Man kann die kleinianische Psychoanalyse polemisch und pauschal als »good poetry, bad psychiatry« abtun wie Michael Stone (1986), einer der ausgewiesensten amerikanischen Borderlineexperten. Man kann sich aber auch vor Augen führen, dass die sehr robusten Auseinandersetzungen innerhalb der Britischen Psychoanalytischen Vereinigung um Erklärungs- und Deutungshoheit – exemplarisch ausgetragen zwischen Anna Freud und Melanie Klein um das Thema der Kinderanalyse – sich letztlich als außerordentlich fruchtbar erwiesen und für das heutige Verständnis schwerer Persönlichkeitsstörungen und ihrer Behandlung einen unverzichtbaren Beitrag geleistet haben.

»Entsprechend der mehr empirischen Tradition der Engländer und ihrer schon lange bestehenden snobistischen Bevorzugung des begabten Amateurs vor dem fachlich qualifizierten Experten« (Sayers, 1994), waren es wohl auch diese Aufgeschlossenheit und Fähigkeit, abwegig Erscheinendes aufzunehmen, verschiedenen Strömungen mehr oder weniger ihren Lauf zu lassen und dadurch den Weg zu bahnen für die Objektbeziehungstheorie von Ronald Fairbairn (vgl. Hensel & Rehberg, 2007); zu den Konzepten Wilfried Bions (vgl. Wiedemann, 2007); zur Bindungstheorie von John Bowlby (1983), die wiederum in die neueren Theorien zur Affektregulierung, Mentalisierung und Entwicklung des Selbst (Fonagy et al., 2004) einfloss.

Worin bestand nun das Neue und »Revolutionäre«? Melanie Kleins Interesse galt von Anfang an frühkindlichen Ängsten und deren Ursachen, »das brachte mich dem Verständnis der Beziehung von Aggression und Angst näher« (Klein, 1997, S. 185). Sie hielt die Bedeutung der Aggression und ihrer Folgeerscheinungen für »unterschätzt«. Wie Freud war sie von der Existenz eines Todestriebs überzeugt. Wie er postulierte auch sie »Urphantasien« bzw. eine »psychische Urbevölkerung« (Freud, 1915, S. 294), einen phylogenetischen, also ererbten Bestand des Unbewussten. Beides verknüpfte sie mit angeborenen unbewussten überwältigenden Ängsten eines Kindes vor Vernichtung und Zerstörung und den ebenso machtvoll-gewaltsamen Bewältigungsversuchen, mit diesen Ängsten fertig zu werden.

Während Freud jedoch die Funktion infantiler Fantasien in der halluzinatorischen Wunscherfüllung sieht, um mit einer frustrierenden äußeren Realität fertig zu werden, erweitert Klein den Blick auf innenseelische Prozesse, die lange vor dem Spracherwerb und der Symbolisierungsfähigkeit liegen, also auf die Existenz körpernaher, affektiver Zustände hoher Intensität, die von Anfang an als Beziehung zu einem Objekt internalisiert werden. Dies geschieht in zunächst strikt voneinander getrennt gehaltenen Zuständen: entweder als umfassend (bedürfnis-)stillende, sättigende, entängstigende, beglückende Erfahrung mit der Mutter als etwas »Nur-Gutem«. oder aber, im Falle von Schmerz, Hunger, Angst und Wut, als etwas »Nur-Schlechtem«, als Begegnung mit einem Objekt, das für diesen unerträglichen leiblich-affektiven Zustand verantwortlich ist bzw. verantwortlich gemacht wird. Wobei diese überwältigenden Zustände und Affekte aufgrund der noch nicht entwickelten Sprach- und Symbolisierungsfähigkeit als *konkrete böse Objekte* internalisiert werden, die auch etwas Konkretes bewirken. Es handelt sich um Vorläufer der späteren Objekt*repräsentanzen* (Hinshelwood, 2004, S. 523). Das Phänomen des konkretistischen Denkens, das noch nicht über die Fähigkeit der Symbolisierung verfügt, findet hier seine Entsprechung.

Die entwicklungspsychologisch frühe Spaltung, wie sie die *paranoid-schizoide Position* charakterisiert, ist nach Klein ubiquitär und der körperlichen und kognitiven Unreife und dadurch bedingten existenziellen Hilflosigkeit und Ausgeliefertsein geschuldet. Mit anderen Worten, wir alle waren ihr aufgrund unentrinnbarer frühkindlicher körperlich-affektiver Zustände und Befindlichkeiten einmal ausgeliefert und mussten sie bewältigen. Es ist genau dieses Prinzip der frühen, unreifen *Spaltung*, das mittlerweile als ein Kernelement dessen gilt, wie Patienten, deren Persönlichkeit auf einem Borderline-Strukturniveau angesiedelt ist, Erfahrung innenseelisch organisieren und regulieren.

Klein konfrontierte somit mittels der verstörenden Erkenntnis, dass – neben der frühen Beschäftigung mit sinnlich-sexuellen Fantasien und Handlungen – Kinder ebenfalls sehr früh eine intensive Auseinandersetzung mit destruktiven Kräften an den Tag legen und diese im Spiel, in Rollenspielen, imaginierten Szenen und Fantasien zum Ausdruck bringen.

Kleins Beobachtungen infantiler Aggression und Grausamkeit, starken Strafbedürfnissen, intensiver Angst, von Schuldgefühlen und Wiedergutmachungsimpulsen, aber auch von quälender Traurigkeit bei kleinen Kindern – wie etwa im berühmten Fall der sechsjährigen »Erna« (zum ersten Mal vorgestellt in einem Vortrag im Oktober 1924 in Würzburg; veröffentlicht in *Die Psychoanalyse des Kindes*, 1973) – haben sie bereits in ihren ersten Vorlesungen (1921 und 1924) zu weitreichenden Schlussfolgerungen darüber veranlasst, wie diese Zustände innenseelisch bewältigt, reguliert oder abgewehrt werden.

> »Erna litt an Schlaflosigkeit, die durch Angst […] sowie Zwangshandlungen verursacht war. […] Aufschlagen des Kopfes auf die Kissen […], zwanghaftem Lutschen und exzessiver Zwangsonanie. […] sie onanierte in Gegenwart Fremder, zum Beispiel im Kindergarten fast unausgesetzt. Erna litt an starken Depressionen, denen sie in folgender Weise Ausdruck gab: ›Etwas im Leben gefällt mir nicht.‹ Das Verhältnis zur Mutter war überzärtlich mit Schwankungen zur Feindseligkeit. Erna beherrschte die Mutter vollkommen, ließ ihr gar keine Bewegungsfreiheit und quälte sie in Liebe und Haß ununterbrochen. Die Mutter beschrieb Ernas Einstellung […]: ›Sie frißt mich auf.‹ Eine starke Grübelsucht, verbunden mit völliger Lernhemmung und der Unfähigkeit, sich an andere Kinder anzupassen, bestimmten das Verhalten des Kindes« (Klein, 1973, S. 55).

In der Behandlung werden die Therapeutin (Melanie Klein) und andere Figuren im Spiel, Erwachsene und Kinder gleichermaßen, wiederholt gequält, getötet, gebraten und verspeist. Beim Ausschneiden von Papier spricht die kleine Patientin davon, »Augensalat« und »Schabefleisch« aus den Eltern und der Therapeutin zu machen. In die Nase von Klein will sie »Fransen« schneiden. Mit Faeces und Urin sollen Speisen zubereitet werden. »Erna äußerte wiederholt Angst vor einer ›Räuberin‹, die ihr alles, was in ihr drinnen ist, herausnehmen will« (ebd., S. 57).

> »Die während des Spielens einsetzende Depression, Wut und Angst hingen damit zusammen, daß ihre Phantasien durch die Berührung mit der Realität gestört wurden« (ebd., S. 65).

Eine im Verlauf der Analyse auftretende Pseudologie soll die unerträgliche Wirklichkeit ihren Wünschen entsprechend verändern. Als Ursache der kindlichen Größenfantasien erkennt Klein eine übermäßige Angst vor den Eltern, insbesondere der Mutter. »Um diese Angst abzuschwächen, mußte sich Erna in ihrer Phantasie als die grausame und machtvolle Beherrscherin der Mutter aufspielen« (ebd.). Denn »[…] alles, was die Mutter sonst unternahm, wie sie sich dem Vater gegenüber verhielt, was sie zu ihrem eigenen Vergnügen tat, empfand Erna als *Verfolgung*. Sie fühlte sich auch stets belauert« (ebd.). Die übermäßige Fixierung an die Mutter, so Klein, entsprang auch dem »Zwang, diese fortwährend zu beobachten« (ebd.).

Die gut zweijährige Behandlung der kleinen Erna, die zeitlich den Übertritt vom Berliner Wolffheim Kindergarten in die Schule umfasste, war offensichtlich erfolgreich. Schlaflosigkeit, Depression und Zwangssymptomatik verschwanden. Die starke Lernhemmung (»eines ihres resistentesten Symptome«) war gebessert, wenngleich nicht behoben. Das gleichermaßen frühreife wie entwicklungsverzögerte Mädchen, das Anzeichen einer kindlichen Psychose aufwies (vgl. Storck, 1994), war insofern in der (kindlichen) Realität angekommen, als es bereits wenige Wochen nach Therapiebeginn zum ersten Mal Interesse für andere Kinder entwickelte und mit diesen in Interaktion trat. Diese »Realitätsanpassung« war für Klein erklärtes Behandlungs- und Entwicklungsziel. Sie wollte das Kind »von ihren inneren Qualen befreien und in eine Welt bringen, in der sie eine liebevolle Mutter antreffen würde, die in keiner Weise der rachsüchtigen Furie ihrer Phantasien entsprach« (Grosskurth, 1986, S. 117). Die Kritik, Klein habe sich nur für die Fantasiewelt ihrer kleinen Patienten interessiert, ist verzerrt und greift viel zu kurz. Richtig ist vielmehr, dass es ihr gelang aufzuzeigen, wie »während des Spiels einsetzende Depression, Wut und Angst« damit zusammenhingen, »daß ihre Phantasien durch die Berührung mit der Realität gestört wurden« (Klein, 1973, S. 65).

Ernas Behandlungsgeschichte ist eine der frühesten Darstellungen, in denen Melanie Klein ihr therapeutisches Vorgehen (etwa Spiel als Ausdruck der freien Assoziation, Arbeit an und in der Übertragung) auf dem Hintergrund entwicklungspsychologischer Hypothesen (z.B. präödipale Ängste und Aggression, frühe Schuldgefühle) erläutert. Es tauchen bereits Stichworte auf, die für das Verständnis von Borderline-Pathologien von Relevanz sind: Trennungsintoleranz, die Fixierung an ein hochambivalent besetztes Objekt sowie dessen paranoides »Belauern«, d.h. die Projektion eigener aggressiver Fantasien auf das Objekt, das als gefährlich und ersehnt gleichermaßen empfunden wird. Gerade das paranoide »Belauern« ist ein Phänomen, das in der Analyse von Paardynamiken erwachsener Borderlinepatienten eine zentrale Rolle spielt: Intimität und emotionale Nähe sowie die damit verbundene emotionale Abhängigkeit sind so schwierig zu integrieren und zu regulieren, da der Partner blitzschnell zum inneren Feind transformiert werden kann, dem alle erdenklichen bösen Absichten unterstellt werden, gegen die es sich dann zu wehren gilt.

Melanie Kleins frühe Schriften aus den 1920er Jahren sind die Grundlage für die Ausarbeitung ihrer entwicklungspsychologischen Konzepte in den 1930er und 1940er Jahren, in denen manische Abwehr von Verlust und Trennung, Neid und Dankbarkeit, verfolgende Objekte und unbeherrschbare Ängste vor Vergeltung einen zentralen Stellenwert einnehmen.

Das Konzept der Positionen

Die paranoid-schizoide Position

Im Rollenspiel mit ihren kleinen Patienten hat Melanie Klein erkannt, dass es schon früh zu aggressiven Attacken auf das mütterliche Objekt kommen kann. Diese sind nicht nur Folge von

Schmerz und Unbehagen, Frustration im weitesten Sinne, deren Quelle stets im Außen – im »bösen« frustrierenden mütterlichen Objekt – verortet wird. Die aggressiven Attacken entspringen *auch* einem konstitutionellen Aggressionstrieb, das heißt, die affektive Intensität der Aggression steht nicht immer im Verhältnis zu den erfolgten und auch notwendigen Frustrationen durch die Umgebung bzw. die Mutter, die als pars pro toto genommen wird. Aufgrund der empfundenen extremen Hilflosigkeit sowie der physischen und emotionalen Abhängigkeit lösen die aggressiven Attacken auf das mütterliche Objekt große Angst im Kind aus, in erster Linie Angst vor Vergeltung.

Melanie Klein postuliert in diesem Zusammenhang, dass es neben reifen ödipalen Schuldgefühlen sehr frühe und unreife Schuldgefühle gebe, mit deren Hilfe das kleine Kind (oder schwerer gestörte erwachsene Patienten) die innere Welt der Objekte zu ordnen versuche. Während reife Schuldgefühle durch die Erkenntnis entstehen, dass wir durch unser eigenes aggressives Verhalten etwas Gutes verletzt oder womöglich zerstört haben und wir mit seelischem Schmerz und Trauer darauf reagieren, was letzten Endes dazu führt, dass wir das verlorene Gute zumindest in uns behalten und als gute Erinnerung wiederbeleben können, sind unreife frühe Schuldgefühle mit der zutiefst ängstigenden Fantasie verbunden, selbst als *nur böse* entlarvt und dafür vernichtet zu werden. Die Qual dieser Angst und der dadurch ausgelösten Schuldgefühle sowie paranoiden Fantasien kann zuweilen nur bewältigt werden, indem die dafür verantwortliche Aggression wieder nach außen projiziert wird, sodass das eigene Selbst vermeintlich frei davon ist.

> Ein junger homosexueller Patient erkennt im zweiten Jahr seiner Therapie, dass er »denken« kann, und fragt sich, ob das für andere Menschen auch zutreffe. Zeitgleich ist er von einer Netflix-Serie über die Ermordung des schwulen Modemachers Gianni Versace durch einen jungen Psychopathen gefesselt. Die Therapiestunden sind in dieser Behandlungsphase zunehmend durch einen »Raum dazwischen« (Ogden, 1990) gekennzeichnet, in dem die Therapeutin im Sinne der Rêverie (Bion, 1992) ihren Gedanken nachhängen kann. Als es beim Thema »radikale und drastische Reaktionen«

> zu einem sprachlichen Missverständnis kommt und sich der Patient sehr kritisiert fühlt, kündigt er in der darauffolgenden Sitzung den Abbruch der Therapie an: »Das hat keinen Sinn mehr. Sie haben mich getötet.« Als das Gespräch in ein fruchtloses »Wer hat was wann gesagt?« abzugleiten droht, unterbricht die Therapeutin dies ganz ruhig mit den Worten: »Wegen so etwas bricht man den Kontakt nicht ab.« Und weiter: »Offenbar hat es Sie getötet, dass ich nicht perfekt war.«
>
> Am Ende der Stunde verabschiedet sie ihn mit den Worten, dass sie ihn wie gewohnt zur nächsten vereinbarten Sitzung sehen wird. Zu dieser erscheint der Patient wie immer pünktlich und beginnt damit, dass er sehr müde sei. Er habe viel nachdenken müssen: »Mir war nicht bewusst, dass ich meinen Perfektionismus auch auf *Menschen* übertrage!« (und nicht nur auf den Bereich der beruflichen Performance). Er lasse nun all die Menschen, mit denen er in Kontakt und in Beziehung gewesen sei, Revue passieren. Dann bricht es förmlich aus ihm heraus: »Aber ich bin nicht schuld. Man kann doch nicht schuld sein, wenn man sich das abgeschaut hat. Mein Vater ist so.« Und weiter: »Ich habe jetzt Angst, dass die Menschen sehen, was für ein schlechter Mensch ich bin« (ausführliche Darstellung dazu in Holler & Dazzi, 2019).

Es ist also weniger die Angst vor verbotenen ödipal-sexuellen Wünschen und deren Bestrafung, sondern die Angst vor der eigenen destruktiven Aggressivität, die gefürchtet wird und die mithilfe externalisierender und projektiver Abwehrmechanismen bewältigt werden soll.

Auch in der Übertragungssituation, so Melanie Klein, zeigt sich diese frühe heftige Aggression in Form negativer Übertragung (etwa Hass oder Neid) auf die Analytikerin. Das rasche Aufgreifen und Deuten dieser negativen Übertragung im Moment höchster Dringlichkeit lindert die Angst des Kindes vor seinen eigenen mörderischen und hasserfüllten Impulsen. Hemmungen lassen nach, Spiel und Assoziationen werden freier.

Hier treffen wir im Übrigen auf *die* zentrale behandlungstechnische Regel, wenn es um die Therapie schwerer Persönlichkeitsstörungen geht: Das Erkennen, Aufgreifen und Deuten paranoider Fantasien und Ängste sowie negativer Übertragungen sollte *vor* der Bearbeitung depressiver Ängste erfolgen, um die Integration pathologischer Aggression zu ermöglichen und die Spaltung zwischen »gut« und »böse« allmählich zu überwinden (vgl. Yeomans et al., 2017). Wie ich im Teil zur Behandlungspraxis darstellen werde, liegt hier eines der häufigsten Gegenübertragungsprobleme in der Behandlung von Persönlichkeitsstörungen, die unter anderem einem illusorischen Selbstbild und Selbstverständnis von Therapeuten geschuldet sein können, ausschließlich als »gutes therapeutisches Objekt« wirksam sein zu können.

Melanie Kleins Entwicklungstheorie der ersten Lebensjahre eines Kindes orientiert sich also an der zentralen Frage, ob und wie es dem kleinen Kind gelingt, seine noch undifferenzierten aggressiven Impulse, Gefühle und Fantasien, die sich auf das Objekt (in der Regel die Mutter) und das eigene Selbst richten, zu bewältigen und psychisch zu integrieren. Sie erkennt, dass die Bewältigung der frühkindlichen Aggression im Sinne einer *Integration* Voraussetzung dafür ist, dass das kindliche Ich letztlich die Fähigkeit entwickelt, zwischen dem eigenen Selbst und dem Objekt zu unterscheiden. Melanie Klein orientiert sich dabei nicht an einer linearen Abfolge von bestimmten Entwicklungsphasen, sondern sie entwirft das Konzept der sogenannten *Positionen* (vgl. Grimmer, 2019). Diese sieht sie als ganzen Komplex von prototypischen frühkindlichen Ängsten und ebenso prototypischen Bewältigungs-, Abwehr- und Regulierungsbemühungen, um mit diesen Ängsten fertig zu werden. Entwicklungsgeschichtlich früher ist der Komplex der paranoid-schizoiden Position, die sich durch folgende Merkmale auszeichnet:

- die Angst vor Vergeltung infolge projizierter bzw. externalisierter eigener mörderisch-destruktiver bzw. primitiver aggressiver Attacken auf das Objekt
- die Angst vor dem Verschlungenwerden infolge projizierter eigener Unersättlichkeit und Gier
- die Angst vor einer drohenden Katastrophe, vor Vernichtung oder Auslöschung
- die Angst vor Entleerung, wie sie etwa bei schweren depressiven Zuständen anzutreffen ist, in denen das Nichts an die Stelle des Objekts tritt – mit seinem evokativen Konzept der »toten Mutter« beschreibt der französische Psychoanalytiker André Green (1983, dt. 2004) die Erfahrung des Kindes

mit einer innerlich abwesenden, depressiv zurückgezogenen Mutter

- die Angst vor einem psychischen oder psychotischen Zusammenbruch, also die Angst, »verrückt« zu werden

Während sich Klein zunächst auf die paranoiden Fantasien und Ängste konzentriert, war es der Schotte William R. D. Fairbairn (1940, 1941, 1943), der mit einer eigenen Metapsychologie als eigentlicher Begründer der psychoanalytischen Objektbeziehungstheorie gilt. Er hat Kleins Theorie um die *schizoide* Position erweitert und mit einem Grundgefühl der existenziellen Sinnlosigkeit in Bezug gesetzt – in die Sprache der inneren Objektwelt übersetzt: mit dem vernichtenden Gefühl, keinerlei *Bedeutung* für ein Objekt zu haben.

Diese entwicklungspsychologisch frühen Ängste und mit ihnen die jeweiligen Versuche der Bewältigung – via Projektion, Introjektion, Externalisierung, Spaltung, projektiver Identifizierung – werden in den Objektbeziehungen (wieder-)belebt. Doch aufgrund kognitiver Unreife kann das kleine Kind sich selbst und seine Objekte nur außerordentlich verzerrt wahrnehmen und nicht unterscheiden, aus welcher Quelle welche Impulse oder Handlungen kommen: ob von außen, ob von innen oder aufgrund welcher Intention. Verkompliziert wird dieser Sachverhalt durch die angeborenen aggressiven und libidinösen Triebstrebungen, die konstitutionell unterschiedlich stark ausgeprägt sein können, und denen sämtliches koenästhetisches und affektives Erleben unterworfen ist: entweder angenehm-lustvoll (»gut«) oder unangenehm-schmerzlich (»schlecht«). Das »Gute« will in sich aufgenommen und behalten werden, das »Schlechte/Böse« ausgestoßen und beseitigt. Die Regulation der psychischen Homöostase erfolgt über maximale Kontrolle und das Bemühen, »gut« und »schlecht« getrennt zu halten, da das »Schlechte« das »Gute« überwältigen, vergiften, zerstören könnte.

Die depressive Position

Die Überlegungen zu frühen Schuldgefühlen aufgrund aggressiver Attacken auf das gute Objekt, die Erkenntnis, dass bereits kleine Kinder Angst vor grausamer Rache und Vergeltung entwickeln und Wiedergutmachung leisten wollen, um das Objekt gnädig zu stimmen, die starke Tendenz, die eigene Aggression und Destruktivität (manisch) zu verleugnen, um sich vor psychischem Schmerz zu schützen und einen (womöglich selbst oder zumindest mitverursachten Verlust) nicht anerkennen zu müssen, hatten Klein zunächst dazu gebracht, einen Komplex von prototypischen Ängsten und damit verbundenen Bewältigungsmechanismen zu entwerfen, der um die sogenannte depressive Position organisiert war.

Sie wusste, wovon sie sprach. Der Unfalltod ihres Sohnes (oder Suizid, wie ihre Tochter behauptete; vgl. Sayers, 1994), ein denkbar schlechtes Verhältnis zu eben dieser Tochter (und Kollegin) Melitta Schmideberg und ein alles andere als entspanntes Verhältnis zur Kollegenschaft konfrontierten sie mit allen schwierigen und schmerzlichen emotionalen Zuständen, die sich in ihren entwicklungspsychologischen Überlegungen zur depressiven Position wiederfinden, also mit Schuldgefühlen und Wiedergutmachungsbestrebungen, mit Trauer und deren Beziehung zu manisch-depressiven Bewältigungsversuchen, mit Neid, Gier und Dankbarkeit.

Durch all die vielfach durchlaufenen Interaktionsschleifen zwischen Kind und Bezugsperson, die die Assimilierung von Erfahrung ermöglichen und die Internalisierungs- und Identifizierungsprozesse befördern, bringen es Reifung, Lernen und Differenzierung zwischen Selbst und Objekt, zwischen verschiedenen Affekten und Triebregungen schließlich zunehmend mit sich, dass sich die *gute* und die *schlechte* Welt in der Wahrnehmung des Kindes einander annähern: Es kann zunehmend erkennen, dass sowohl aus ihm selbst gute *und* schlechte Gefühle und Handlungen kommen als auch aus dem Objekt. Diese Fähigkeit, gemischte Gefühle zu erleben, geht mit der Fähigkeit zu frühen Schuldgefühlen einher. Wiedergutmachungswünsche sollen die Quelle des Guten schützen oder wiederherstellen (»reparieren«), zuweilen in der omnipotenten Überzeugung magischen Denkens oder manischer Abwehr.

Je mehr die Bewältigung der schizoiden und paranoiden Ängste gelingt, mit anderen Worten, die Projektion von aggressiven Impulsen oder Fantasien ins eigene Selbst zurückzunehmen und als zu sich gehörig anzuerkennen, desto besser kann die Selbst-Objekt-Differenzierung gelingen.

Dem Objekt wird ein Eigenleben zugestanden, was jedoch mit der schmerzlichen Erkenntnis von Abhängigkeit von eben diesem Objekt verbunden ist sowie mit der Erkenntnis, es nicht omnipotent kontrollieren zu können. Das Objekt kann, mitsamt seiner Liebe, verloren gehen.

Es wird unmittelbar deutlich, dass die zentrale Angst nun die ist, das Objekt durch die eigene Aggression verletzt, vertrieben oder zerstört zu haben, denn es ist nicht nur die Liebe, die dem eigenen Selbst entspringt und sich auf das Objekt richtet, sondern auch die Aggression.

Im Verständnis der Kleinianer ist unser gesamtes seelisches Geschehen ein Leben lang um diese beiden Positionen organisiert und impliziert je nach Angstniveau reifere oder unreifere Regulierungsmodi (Abwehrmechanismen) unserer psychischen Homöostase. Wir oszillieren zeitlebens zwischen den beiden Positionen, die dialektisch miteinander verbunden sind und sich in einer Art »Fließgleichgewicht« befinden (Kohrs & Boll-Klatt, 2019). Die Anreicherung durch Lebenserfahrung steht dazu nicht im Widerspruch. Ganz im Gegenteil. So wie wir beständig unsere Vergangenheit im Lichte der Gegenwart neu verstehen, interpretieren und mit Bedeutung versehen, und zwar auf der Basis unserer Sprach- und Symbolisierungsfähigkeit, so sehr werden wir zeitlebens und zwangsläufig mit archaischen unbewussten Schichten vor- bzw. nichtsprachlichen Erlebens konfrontiert. Die moderne Gedächtnisforschung würde diese Inhalte im impliziten, nicht deklarativen Gedächtnis verorten. Sie »werden eher atmosphärisch aktualisiert […]« und führen »zu szenischen, nonverbalen Handlungsdialogen und werden allenfalls nachträglich in Verschiebung auf bewusstseinsfähige Inhalte ›erinnert‹« (Kohrs & Boll-Klatt, 2019). Zur atmosphärischen Re-Aktualisierung unerträglicher psychischer Zustände in der Übertragungssituation sowie zu den typischen schizoiden Rückzugstendenzen von Patienten, um sich vor dem affektiven und emotionalen Berührtwerden zu schützen, haben Betty Joseph (1994) und John Steiner (1998) sehr nützliche klinische Konzepte entwickelt, die für die Behandlung schwerer Persönlichkeitsstörungen von zentraler Bedeutung sind.

Kleinianisch betrachtet, gelten diese Fähigkeiten, die um die »depressive Position« organisiert sind, als eigentliches Entwicklungs- oder Reifeziel: Ambivalenz- und Ambiguitätstoleranz, Unterscheidung zwischen Innen und Außen, zwischen innerer Welt und äußerer Realität, Selbst-Objekt-Differenzierung und Objektkonstanz – das abwesende Objekt kann im Innern »aufbewahrt«, »gehalten« und »wiederbelebt« werden (also in Momenten des Allein-Seins zur Selbstberuhigung genutzt werden).

Die Borderlinestörung als »Fixierung dazwischen«

Mit der Emigration vieler Psychoanalytiker aus Nazi-Deutschland und Österreich in die USA wurde die »klassische« Ich-Psychologie, die sich in der Tradition der Freud'schen Triebtheorie und seines Strukturmodells sah, zunächst zur einflussreichsten psychoanalytischen Theorierichtung in den Vereinigten Staaten. Zeitgleich entwickelten sich in Großbritannien verschiedene Richtungen der sogenannten Objektbeziehungsschule, denen es trotz erheblicher Differenzen gelang, unter dem Dach der Britischen Psychoanalytischen Vereinigung organisiert zu bleiben.

Während also die Begriffe »Persönlichkeitsstörung« im Allgemeinen und »Borderlinestörung« im Besonderen ab den 1950er Jahren in den USA immer mehr an Popularität gewannen, die Borderlinestörung in der ich-psychologisch dominierten »psychoanalytic community« Nordamerikas zunehmend Forschungstätigkeit auf den Plan rief (etwa die berühmte Menninger-Studie, vgl. Wallerstein, 1989), 1980 in das DSM-III, einem rein kategorial-deskriptiven Diagnosekatalog der Amerikanischen Psychiatrischen Vereinigung, aufgenommen wurde sowie mit Erstarken der Verhaltenstherapie auch psychoanalytische Grenzen überschritten wurden, tauchte der Begriff »Borderline« in der kleinianischen Literatur so gut wie nicht auf.

Das ist bemerkenswert, wurden doch sämtliche kleinianischen Konzepte aus der klinischen Beobachtung schwerer Psychopathologien abgeleitet: Melanie Klein trug aus ihren Spieltherapien mit Kindern, die teilweise psychotische Züge aufwiesen, ungemein wertvolles Beobachtungsmaterial zusammen; William R. D. Fairbairn, als eigentlicher Begründer der psychoanalytischen Objektbeziehungstheorie, arbeitete mit Kindern und Erwachsenen, die vielfach traumatisiert waren; Wilfred Bion entwickelte seine psychoanalytischen Theorien zu Denken, Sprache und Kommunikation auf der Basis seiner therapeutischen Arbeit mit psychotischen Patienten. Seine Konzepte zur *projektiven Identifizierung* (vgl. Frank & Weiß, 2007), zu Containing, Rêverie oder Angriff auf Verbindungen (»attacks on linking«) sind aus der heutigen Arbeit mit Borderlinepatienten und Persönlichkeitsstörungen allgemein nicht mehr wegzudenken. Sie haben den Status psychoanalytischer Schlüsselkonzepte erreicht, und zwar selbst unter Analytikern und Therapeuten, die sich nicht der kleinianischen oder britischen Objektbeziehungstheorie zugehörig fühlen bzw. gar nicht psychoanalytisch sozialisiert oder ausgebildet sind. Der Amerikaner Thomas H. Ogden wiederum hat in jüngeren Jahren das Theorem der Positionen als innenpsychischen unbewussten Modus von Erfahrung um die *autistisch-berührende Position* erweitert (vgl. Ogden, 2000, 2001).

Was also ist in der kleinianischen Theorie eine Borderlinestörung? Wie und wo wird sie verortet? Wenn man einmal von ideologischen Grabenkämpfen absieht, in denen auch gegenseitiges Ignorieren helfen soll, unbequeme Theorien und unliebsame Rivalen zumindest in der Fantasie loszuwerden, so ist es doch auch die Herangehensweise der Kleinianer selbst sowie ihr Verständnis innenpsychischen Geschehens, das den Verzicht auf den Begriff »Borderline« gerechtfertigt erscheinen lässt.

In gewisser Weise brauchen Kleinianer den Begriff nämlich ebenso wenig wie den der Persönlichkeitsstörung, denn die Hauptkoordinaten ihres Denkens sind die um die paranoid-schizoide und die depressive Position organisierten Ängste und Abwehrbewegungen sowie das Oszillieren des Patienten zwischen diesen beiden. In diesem dynamischen Oszillieren, das der kontinuierlichen (Wieder-)Herstellung psychischer Homöostase dient, spielt sich sozusagen das Wesentliche ab.

In diesem Sinne sind Borderlinestörungen nicht an einer Grenze zwischen Neurose oder Psychose angesiedelt, auch nicht auf unterschiedlichen Strukturniveaus, sondern:

> »Sie bleiben irgendwo zwischen der paranoid-schizoiden und depressiven Position fixiert und zeigen eine komplexe Abwehr-

> haltung sowohl gegenüber den für die paranoid-schizoide Position charakteristische Fragmentierung als auch gegenüber dem Schuld- und Verantwortlichkeitsgefühl der depressiven Position. […] doch ist es ihnen gelungen, bestimmte Formen stabiler Objektbeziehungen aufzubauen; diese Beziehungen sind allerdings so organisiert, dass ihre Struktur eine Dominanz der ›bösen‹ Teile des Selbst über die ›guten‹ bestimmt wird. […] ihre Stabilität ist besonders fragil, und sie sind über die paranoid-schizoide Position überhaupt nur hinausgelangt, indem sie ein rigides Abwehrsystem entwickelten« (Joseph, 1989, zitiert nach Hinshelwood, 1991, S. 546).

John Steiner (1993) hat hierfür das Konzept der »Orte des seelischen Rückzugs« geprägt, die nach dem Zusammenbruch einer pathologischen Abwehrorganisation als innere Zufluchtsorte »aufgesucht« werden, mit dem Ziel des Sich-Verkapselns oder Sich-Verbergens, und mit der Konsequenz von entwicklungspsychologischem Stillstand und Unerreichbarkeit. Der englische Originaltitel *Psychic Retreats* lässt spontan an jene »retreats« im England des 18. Jahrhunderts denken, von denen bereits die Rede war: Orte geografischer Abgeschiedenheit, an denen die Genesung von schweren seelischen Erschütterungen gefördert werden sollte.

Dieser dynamische Blick auf das innenseelische Geschehen, das um permanente Wiederherstellung des psychischen Gleichgewichts mit dem Ziel, Verwirrtheitszustände, Vernichtungs-, Fragmentierungs- oder Verfolgungsängste zu regulieren und abzuwehren bemüht ist, ist außerordentlich hilfreich zur Erfassung des Übertragungs-Gegenübertragungsgeschehens, zur Beobachtung der Mikroprozesse in einer Therapiestunde, aber auch zur Evaluierung des makrotherapeutischen Prozessverlaufs.

> Eine junge Borderlinepatientin zieht in der Stunde ihr Handy aus der Hosentasche und meint mit ruhiger Stimme, die nur von einem kaum wahrnehmbaren maliziös-triumphalen Blick begleitet ist: »Ich lösche Sie jetzt.«

Was die Patientin innerlich dazu bewogen hat, das Bild, das sie von mir hatte, in diesem Moment so zu verändern, dass ich zur

Feindin wurde, die sie *auslöschen* musste, bleibt erst einmal im Dunkeln und würde in der Folge zu klären sein. Spontan war zu vermuten, dass mein Auslöschen einem impulsiven Racheakt gleichkam, mit dessen Hilfe sie Kontrolle zurückgewinnen wollte. Über das Geschehen in sich, aber auch zwischen uns.

Das Borderlinekonzept jenseits des Atlantiks

Verzichteten die britischen Objektbeziehungstheoretiker erst einmal auf den Begriff »Borderline« sowie auf den Versuch einer kategorial-deskriptiven Einordnung, war die nordamerikanische Ich-Psychologie nach dem Zweiten Weltkrieg umso mehr darum bemüht. In gewisser Weise war die Diskussion wieder im Schoße der Psychiatrie gelandet (auch wenn diese bis in die 1980er Jahre psychoanalytisch dominiert wurde). Phänomenologisch-deskriptiv war der Hauptabgrenzungsbereich erneut jener zur Schizophrenie und zur bipolaren Störung – also zu den zentralen Fragen einer realitätsgerechten Wahrnehmung und adäquaten Affekt- und Impulskontrolle –, während der Aspekt der *Dissozialität* ab den 1940er Jahren nach und nach eine zunehmend eigenständige diagnostische Richtung zu nehmen begann, um schließlich in die Diagnose der *Antisozialen Persönlichkeitsstörung* zu münden.

Dass Borderline und dissoziale, antisoziale, psychopathische oder soziopathische Zuschreibungen diagnostisch zunehmend getrennte Wege gingen, hatte nicht zuletzt mit Hervey Cleckleys bahnbrechender Veröffentlichung *The Mask of Sanity* aus dem Jahr 1941 zu tun. In dieser mit zahlreichen Fallbeispielen bestückten Monografie erläutert der amerikanische Militärpsychiater, wie sich hinter einer sozial angepassten und zunächst unauffällig anmutenden Fassade hoch pathologische und für die Gesellschaft potenziell gefährliche Phänomene verbergen können, die er jedoch von den eigentlichen Borderlinefällen abgegrenzt wissen wollte, die er, gemäß der damals gängigen nordamerikanischen Lesart, eher in die Nähe atypischer Schizophrenien zu rücken scheint.

Cleckleys Fallskizzen werfen unweigerlich die Fragen auf: Woran bemisst sich die Reife der Persönlichkeit? Was macht die

Integrität des Charakters aus? Angesichts der Tatsache, dass wir uns zeitlich gerade inmitten des Zweiten Weltkrieges befinden, erhält die Frage nach *Persönlichkeit oder Charakter* eine ganz besondere Relevanz: 1942 beauftragte die amerikanische Geheimdienstbehörde OSS den Bostoner Psychoanalytiker Walter C. Langer, ein Psychogramm der Persönlichkeit Adolf Hitlers zu erstellen. Diese Analyse für die psychologische Kriegsführung erwies sich als außerordentlich hellsichtig. Unter anderem spricht Langer von der hohen Wahrscheinlichkeit, dass Hitler Suizid begehen würde.

Kurz zuvor, im Jahr 1938, hatte Adolph Stern, der als erster US-amerikanischer Analysand Sigmund Freuds in die Geschichte der Psychoanalyse einging und den Vorsitz der New Yorker psychoanalytischen Gesellschaft innehatte, in einem wegweisenden Aufsatz auf die »Borderline Group of Neuroses« aufmerksam gemacht.

Sterns Überlegungen sind klinisch-therapeutisch an der Übertragungssituation ausgerichtet und von großer Luzidität. Er erkennt, dass diese Gruppe von Patienten von einer klassischen Psychoanalyse nicht profitieren könne und es einer Modifizierung des psychoanalytischen Therapieansatzes bedürfe. Bereits hier zeigt sich seine große Erfahrung. Er zeichnet das klinische Bild einer Gruppe von Patienten, die in vielerlei Hinsicht die prototypischen Kriterien einer Borderlinestörung vom emotional instabilen Typus erfüllen: selbstschädigendes Verhalten und Suizidalität, Affektlabilität, Hypersensibilität und hohe Kränkungsneigung sowie verzerrte Realitätswahrnehmung, vor allem in nahen Beziehungen.

Stern nimmt behandlungstechnische Schwierigkeiten in den Blick, die er in Bezug zur Übertragungsbeziehung setzt, allen voran die Gefahr negativer therapeutischer Reaktionen oder pathologisch-infantiler Abhängigkeit vom Therapeuten. Mit Nachdruck weist er auf das hin, was heute als »lege artis« in der modifizierten psychoanalytischen Behandlung von Borderlinestörungen gilt: eine stringente Orientierung am aktuellen Übertragungs-Gegenübertragungsgeschehen im Hier und Jetzt. Die entwicklungspsychologische Unreife sowie die alles überschattende Angst vor dem Erwachsenwerden sorgten dafür, so Stern, dass der Analytiker regelmäßig als allmächtige und allwissende Figur fantasiert werde, ausgestattet mit magischen Kräften, was die Gefahr von pseudotherapeutischen Ergebnissen berge. Diese Überhöhung sei der Reflexion nicht zugänglich, so wie freies Assoziieren generell nicht stattfinde. Vielmehr zeige sich ein immenser Affekthunger sowie ein nicht zu stillendes Bedürfnis nach narzisstischer Bestätigung. Stern verzichtet weitgehend auf eine metapsychologische Einordnung sowie auf ätiologische oder entwicklungspsychologische Hypothesen. Er konzentriert sich auf die klinisch-therapeutische Situation. Er mag geahnt haben, dass der Versuch, diese Patientengruppe in das orthodoxe Freud'sche Instanzenmodell von Es, Ich und Über-Ich einzuordnen, an Grenzen stoßen würde.

In der Tat bereitete dies ab den 1940er und 1950er Jahren großes konzeptuelles Kopfzerbrechen. Man fühlt sich an die hartnäckigen Klassifizierungsbemühungen Ende des 19. Jahrhunderts erinnert, nur dass dieses Mal von »ambulatorischer Schizophrenie« (Zilboorg, 1941), »pseudo-neurotischer Schizophrenie« (Hoch & Platin, 1949), »borderline-schizophrenen«, »borderline-affektiven« Patienten die Rede war. Die Einführung des Diagnostischen und Statistischen Manuals (DSM) der Amerikanischen Psychiatrischen Vereinigung machte die Sache noch komplizierter, da nun das psychodynamische Verständnis von Persönlichkeit und ihrer Störungen verloren zu gehen drohte. Es bedurfte also neuer Konzepte, um diese Patientengruppe zu verstehen und adäquat zu behandeln.

Doch obwohl Melanie Klein mit ihren Arbeiten den Weg frei gemacht hatte für die Betrachtung präödipaler Entwicklungen, Ängste und Abwehrbewegungen und obwohl Fairbairn die Klein'schen Konzepte in seine neue Metapsychologie der Objektbeziehungen integrierte sowie Bion unverzichtbare Konzepte zu nonverbalen, präsymbolischen Austauschprozessen entwickelt hatte, blieb eine Annäherung, geschweige denn eine fruchtbare Synthese schwierig. Otto F. Kernberg (2023) hat in diesem Zusammenhang darauf hingewiesen, dass die starke Stellung der Ich-Psychologie innerhalb der psychoanalytischen Gemeinschaft und der daraus erwachsene psychoanalytische Dogmatismus in den Vereinigten Staaten auch auf die aus Deutschland und Österreich in die USA emigrierten jüdischen Psychoanalytiker zurückzuführen war, die aus biografischen Gründen psychisch und emotional nicht in der Lage waren, sich so frei und tiefgreifend mit menschlicher Aggression und Destruktivität auseinanderzusetzen wie dies etwa die Kleinianer in England taten.

Das Borderlinekonzept von Otto F. Kernberg

Das Bemühen, ein Borderlinekonzept zu entwerfen, das gewissermaßen aus einem Guss war und die oberflächennahe und phänomenologische Diagnostik etwa eines DSM mit einer strukturellen und psychodynamischen Diagnostik der Persönlichkeit verband, gebührt Otto F. Kernberg. Seine Entwicklungspsychologie orientiert sich an der Verinnerlichung von Objektbeziehungen, die wiederum die Struktur der Persönlichkeit konstituieren, wobei er Struktur mit Organisation der Persönlichkeit gleichsetzt.

Kernbergs Erfahrungen im Rahmen des »Psychotherapy Research Program« der Menninger Foundation« (Kernberg, 1972) bestätigten die Beobachtungen, die bereits Adolph Stern (1938), Robert P. Knight (1954), Edith Jacobson (1964) und andere vor ihm gemacht und vielfach beschrieben hatten: Es gab Patienten mit schweren, multisymptomatischen Störungen, die im Rahmen eines klassischen psychoanalytischen Settings (das als regressionsfördernd im Dienste des Ichs angelegt war) ihre ansonsten funktionierende Realitätsprüfung verloren und Wahnvorstellungen entwickelten. Diese spezifischen Formen der Regression in der Übertragungsbeziehung verwiesen auf eine fehlgeschlagene Ich-Entwicklung bzw. eine allgemeine Ich-Schwäche, die sich vor allem in einer *mangelnden Angsttoleranz*, einer *unzureichend entwickelten Impulskontrolle und Sublimierungsfähigkeit* sowie in der Neigung zu primärprozesshaftem Denken manifestierte. Die internalisierte Objektbeziehungsstruktur zeichnete sich durch eine Abspaltung bzw. Dissoziation aller guten (um lustvollbefriedigende Eltern-Kind-Interaktionen organisierte) und aller schlechten (aus frustrierenden und aggressiven Interaktionen abgeleiteten) Selbstrepräsentanzen, Objektrepräsentanzen und deren affektiven Verbindungen aus. Es habe zwar bereits eine Selbst-Objekt-Differenzierung stattgefunden, doch bestehe noch keine ausreichende Objektkonstanz. Das relative Überwiegen »schlechter« Introjekte des Kindes bewirke, dass diese Introjekte auch weiterhin abgespalten blieben und nach außen projiziert werden müssten, um gute internalisierte Selbst- und Objektrepräsentanzen zu schützen.

Eine notwendige Modifizierung des psychoanalytischen Vorgehens stand außer Frage. Das galt im Übrigen nicht nur in Bezug auf die psychoanalytische Behandlungstechnik im klassischen Sinne, sondern auch bezüglich des psychoanalytischen Erstinterviews. Unter Berücksichtigung der genannten strukturellen Beeinträchtigungen entwickelte Kernberg das sogenannte *Strukturelle Interview* (Kernberg, 1984), aus dem in den Folgejahren zu Forschungszwecken und anderem das *Strukturierte Interview* zur Persönlichkeitsorganisation (STIPO; vgl. Hörz et al., 2012) abgeleitet wurde.

Die Borderlineorganisation der Persönlichkeit

Wie organisieren wir Erfahrung und wie bewältigen wir den Lebenskonflikt zwischen Liebe und Aggression und die damit verbundenen Ängste? Die Antworten auf diese Frage entscheiden darüber, was als reife Persönlichkeit angesehen werden kann. Die kleinianische Psychoanalyse hat mit dem Konzept der depressiven Position ein heuristisch überzeugendes Konzept geschaffen. Sie sieht die depressive Position am (reiferen) neurotischen Pol der Persönlichkeitsorganisation angesiedelt, während die paranoid-schizoide Position eher den Bereich der Persönlichkeitsstörungen ganz allgemein abdeckt und die Grenzen zur Psychose überschreiten kann. Die Borderline*organisation* wiederum wird, wie bereits beschrieben, als »Fixierung dazwischen« verortet.

Vertretern nosologischer Klassifikationssysteme (wie sie den Diagnosesystemen DSM oder ICD zugrunde liegen), die zudem Forschungsansprüchen gerecht werden wollen und dafür operationalisierbare Konzepte benötigen, kann diese einfache Einteilung – so klinisch wertvoll sie auch sein mag – nicht genügen. Es ging also um die Frage, ob es etwas gab, was die verschiedenen deskriptiven Persönlichkeitsstörungen, die man ab den 1980er Jahren festlegte, miteinander verband.

Otto F. Kernberg postuliert, dass die Gemeinsamkeiten in einer maladaptiven Starrheit der Persönlichkeit bestünden, verbunden mit einer unzureichenden Integration des Selbstkonzepts bzw. einer klinisch signifikanten Pathologie der *Identität*, nämlich der sogenannten *Identitätsdiffusion*, einem Vorherrschen unreifer Abwehrmechanismen, die hauptsächlich um projektive Prozesse, Spaltung und Omnipotenzfantasien gruppiert sind, sowie einer im Großen und Ganzen intakten Realitätsprüfung, der es aber an subtilen Fähigkeiten mangelt, beispielsweise gesellschaftliche Konventionen anzuerkennen oder die inneren Zustände anderer Menschen genauer wahrzunehmen (vgl. Caligor & Clarkin, 2013). Unter Belastung könne diese Realitätsprüfung zusammenbrechen und vorübergehend in psychotische Symptombildungen münden.

Die integrierte Selbstverpflichtung gegenüber Regeln, Werten und Idealen und der flexible Umgang mit ethisch-moralischen Aspekten bei der Entscheidungsfindung charakterisieren ein reifes Über-Ich und sind Voraussetzung für Wechselseitigkeit, Kooperation und Vertrauen. Dieser innere moralische Kompass kann extrem überschießend (moralisierend), geschwächt oder durch signifikante Defizite gekennzeichnet sein, die sich dann beispielsweise in dissozialen Tendenzen manifestieren.

Diese Matrix der Borderlinestruktur oder Borderlineorganisation der Persönlichkeit hat sich als sehr hilfreich erwiesen, das psychische *Funktionsniveau* von Patienten vor dem Hintergrund der internalisierten Objektbeziehungen einschätzen zu können, um zu erkennen, wie die Betroffenen mit der inneren (subjektives Erleben) und äußeren (beobachtbares Verhalten) Flexibilität, mit den Anforderungen des Lebens und mit sich selbst fertig werden. Gleichzeitig konnten immer wieder neue empirische Forschungsergebnisse wie zu neurobehavioralen Systemen und zum neurokognitiven Funktionieren integriert werden. Die jeweiligen Persönlichkeitsstörungen unterschieden sich also in Bezug auf die einzelnen Phänotypen bzw. Temperaments- oder Charakterstrukturen, nicht jedoch in Bezug auf ihre zugrundeliegende Organisation bzw. Struktur der inneren Objektwelt und ihrer Möglichkeiten des psychosozialen Funktionierens. Wir haben es also mit der »klassischen« oder prototypischen Borderlinestörung vom emotional-instabilen bzw. impulsiven Typus zu tun (BPS) und mit der allgemeinen Borderline-Persönlichkeits*sorganisation* (BPO), die in Kernbergs Klassifikationssystem sämtliche Persönlichkeitsstörungen abdeckt, wenngleich auf unterschiedlichen Schweregraden.

Insgesamt lässt sich festhalten, dass Menschen mit einer Borderline-Persönlichkeits*organisation* unter einer »chronisch unzulänglichen Integration der negativen und positiven Aspekte ihres Erlebens und ihrer Erfahrungen leiden und von intensiv *negativen Affekten* beherrscht werden« (Yeomans et al., 2017, S. 38). Das bedeutet, dass äußerst rasch und intensiv auf soziale Stimuli reagiert wird, allerdings mit der starken Neigung, die Intentionen und das Verhalten anderer Menschen negativ zu interpretieren. Diese Projektion der eigenen Aggression auf andere führt dazu, dass dem Gegenüber böse Absichten unterstellt werden, auf die entsprechend negativ reagiert wird. Wir finden hier also sämtliche Aspekte der Klein'schen paranoid-schizoiden Position wieder.

Mit der Konzeptualisierung einer eigenständigen psychischen Struktur, die die innere Welt und das psychische Funktionsniveau von Patienten mit Persönlichkeitsstörungen kennzeichnet (Kernberg, 1967, 1980, 1988), war endlich eine Lösung gefunden, die große Heterogenität von »Grenzfällen« und das »symptomatische Feuerwerk« (Stone, 2011, S. 65) unter einem Dach zu vereinen. Die strukturelle Organisation der Persönlichkeit auf Borderlineniveau war nicht mehr nur den klassisch emotional instabilen Persönlichkeiten vom Borderlinetypus vorbehalten, die heute prototypisch bzw. populärwissenschaftlich als »Borderline« bekannt sind und sich etwa durch mangelnde Affekt- und Impulskontrolle (Affektstürme, Selbstverletzungen etc.) auszeichnen. Was seitens der Psychoanalyse als frühe strukturelle Störung oder Grundstörung bezeichnet wurde, konnte nun entlang einer objektbeziehungstheoretischen sowie affekt- und motivationstheoretischen Entwicklungspsychologie verstanden und eingeordnet werden.

Das Kernberg'sche Klassifikationssystem setzt die einzelnen phänomenologischen Persönlichkeitsstörungen wie in einem Koordinatensystem untereinander in Beziehung: genetisch-konstitutionelle Aspekte des Temperaments und des Charakters werden in die Koordinaten introvertiert bis extrovertiert übersetzt. Die Einteilung in unterschiedliche strukturelle Schweregrade verläuft von einer neurotischen Persönlichkeitsorganisation (hysterische, depressiv-masochistische und zwanghafte Persönlichkeiten) über eine höhere Stufe der Persönlichkeitsorganisation (ängstlich-vermeidende, sadomasochistische, abhängige und histrionische

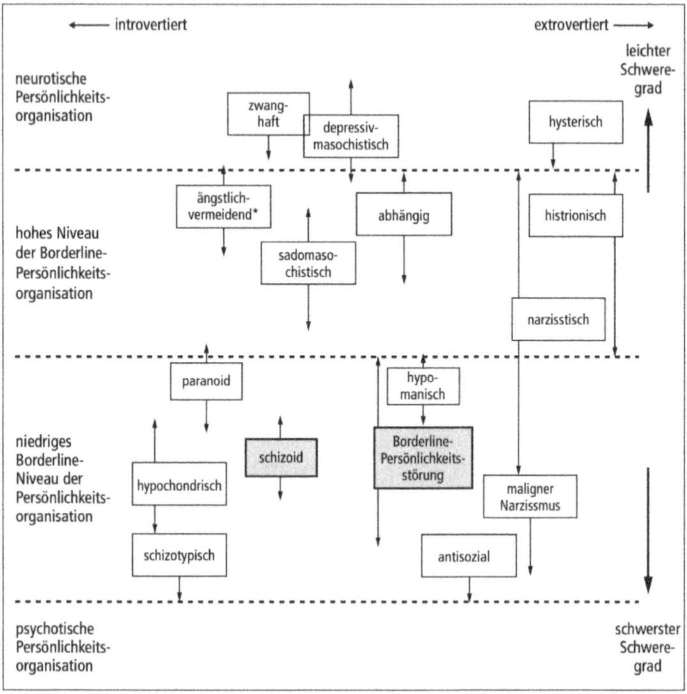

Abbildung 1: Borderline-Persönlichkeitsorganisaiton und Klassifikation der Persönlichkeitsstörungen (Kernberg, 2000, S. 45)

Persönlichkeitsstörung) und niedrigere Stufe der Persönlichkeitsorganisation (paranoide, hypochondrische, schizoide, Borderlinepersönlichkeiten, narzisstische Persönlichkeitsstörung) bis hin zur psychotischen Organisation der Persönlichkeit. Zu den strukturell am schwersten beeinträchtigten Persönlichkeitspathologien zählt Kernberg die schizotype und die antisoziale Persönlichkeitsstörung sowie den malignen Narzissmus. Auf dieser Matrix bewegt sich die emotional-instabile Persönlichkeitsstörung vom Borderlinetypus im Bereich der niedrigeren Borderline-Persönlichkeitsorganisation.

Kernberg wollte dem Anspruch einer phänomenologisch-deskriptiven Psychiatrie immer gerecht werden, das heißt sich auch am äußerlich beobachtbaren Verhalten und am Symptom orientieren. Er sieht sich zudem in der Tradition der Freud'schen

Strukturtheorie und der daraus abgeleiteten ich-psychologischen Entwicklungstheorie, aus der er zum einen das Selbst- und Identitätskonzept als zentral für Borderlinepathologien ableitet (Identitätsdiffusion im Falle der Borderlinestörung), zum anderen die Frage nach der Schwere der Über-Ich-Pathologie bei Persönlichkeitsstörungen generell.

Kernbergs Theorien liegt ein entwicklungspsychologisches Objektbeziehungsmodell zugrunde. Die von Beginn an stattfindende Internalisierung von Beziehungserfahrungen zwischen Kind und Bezugspersonen schlägt sich in Vorstellungen vom eigenen Selbst und vom Objekt (Selbst-Objekt-Repräsentanzen) und ihrer Beziehung zueinander nieder. Allerdings sind diese Vorstellungen über weite Strecken unbewusst, bestimmen aber umso nachhaltiger das Erleben und Verhalten. Erst im Laufe der Entwicklung differenzieren sich diese Objektbeziehungsrepräsentanzen aus überwiegend dyadischen Elementen in höher organisierte Strukturen. »Brennstoff« der Internalisierungsprozesse im Sinne einer Brücke zwischen Selbst und Objekt sind die Affekte. Auch diese müssen sich im Laufe der Entwicklung in höher organisierte, komplexe Emotionen ausdifferenzieren.

Melanie Kleins Konzepte sind ebenso deutlich sichtbar wie William R. D. Fairbairns und Wilfred Bions Theorien, wobei Kernberg Fairbairns Schlussfolgerung einer rein reaktiven Aggression (etwa auf traumatogene Einflüsse) widerspricht und, wie Klein, die Auffassung konstitutionell gegebener Aggression unterstützt, hier jedoch um eine Ausdifferenzierung bemüht ist.

Kernberg führt in seinen Theorien die Fäden verschiedener psychoanalytischer Strömungen zusammen. Eine zentrale Rolle schreibt er den *Affekten* zu. In diesem Zusammenhang nennt er die Arbeiten von zwei Psychoanalytikerinnen: zum einen Marjorie Brierley aus England, die bereits 1936 darauf hingewiesen hat, »dass das, womit man in der psychoanalytischen Situation hauptsächlich zu tun habe, Affekte sind, und dass es einer psychoanalytischen Theorie der Affekte und ihrer Beziehung zur Aktivierung von Übertragungsentwicklung bedarf« (Kernberg, 2014, S. 139); zum anderen Edith Jacobson, auf die die Hypothese zurückgeht, dass Affekte nicht nur der seelischen Entladung dienen, sondern »Bestandteile der strukturellen Organisation intrapsychischen Lebens« sind (ebd., S. 140).

Die Rolle der Affekte

Neben der stringenten Konzeptualisierung einer Borderlineorganisation der Persönlichkeit besteht eine weitere wichtige metapsychologische Überlegung in Kernbergs Modell einer modernen psychoanalytischen Objektbeziehungstheorie darin, libidinöse und aggressive Triebe nicht als Ursprung von Erleben und Verhalten zu verstehen, sondern als *Ergebnis* bereits stattgefundener Internalisierungs- und Organisationsprozesse. Sein Referenzrahmen, den er stets an aktuelle Forschungsbefunde aus den Nachbarwissenschaften wie den Kognitionswissenschaften angepasst hat, sind Affekttheorien sowie die zeitgenössische Neurobiologie (Davis & Panksepp, 2018; Krause, 1998; Pankseep, 1998). Affekte sind in dieser Lesart primäre psychische Motivatoren, konstitutionell angelegt bzw. genetisch determiniert in zunächst getrennten Affektsystemen.

Lustvolle, mit Befriedigung einhergehende Affekte werden als *Libido* organisiert; unlustvolle, negative Affekte als *Aggression*. Sexuelle Erregung ist der Kernaffekt der Libido. Ihr liegen frühe euphorische Erfahrungen sowie an der Körperoberfläche erzeugte sensorische Lustempfindungen zugrunde. Das erotische System gewinnt nach und nach zentrale Bedeutung für die Integration der positiven Affektsysteme. Aus der Aggression wiederum gehen differenzierte Affekte wie Reizbarkeit, Zorn, Wut, Neid und Hass hervor.

Es sind diese Affekte, die die Brücken zwischen Selbst und Objekt bilden und die Kommunikation bestimmen. Es sind auch die Affekte, über die Selbst- und Objektrepräsentanzen im Zuge der Internalisierungsprozesse miteinander verbunden sind, wobei vor allem Affektspitzen und ihre Regulierung für die frühe Selbstentwicklung von zentraler Bedeutung sind. Dies ist wichtig für das Verständnis traumatischer Interaktionserfahrungen, die mit einem Übermaß an aversiven Stimuli, extremen Stresserfahrungen und negativen Affekten wie Schmerz, Wut, Verzweiflung und Ohnmacht auf der einen Seite sowie einer unzureichenden Bewältigungsfähigkeit auf der anderen Seite verknüpft sind. Ein eindrucksvolles Beispiel dafür, wie man sich bei mangelnder Affektregulierung die Entwicklung eines »kleinianischen Babys« vorstellen kann, »erfüllt von archaisch-destruktiven Fantasien und Impulsen dem Primärobjekt und dem auftauchenden Selbst gegenüber«, findet sich bei Marianne Leuzinger-Bohleber und Rolf Pfeifer (2015), die aus einer Studie von Schechter (2012) zitieren.

> »Eine Teenage mother ließ ihr Baby – scheinbar aus unerfindlichen Gründen – in einem Zimmer vor laufender Videokamera allein. Der etwa elf Monate alte Junge reagierte mit Panik und Verzweiflung, suchte nach der Mutter, schlage heftig an die Türe und verletzte sich dabei selbst – unfähig, seinen Affektsturm selbst zu beruhigen. Wie sich aus anschließenden Interviews mit der Mutter eruieren ließ, erinnerte sie das schreiende eigene Kind unbewusst an persönliche traumatische Gefühle der Hilflosigkeit und Ohnmacht, sodass sie das Baby nicht beruhigen konnte, sondern sich ihm entzog« (Leuzinger-Bohleber & Pfeifer, 2015, S. 160).

Die tiefsten Schichten psychischen Erlebens, aber auch des Körperempfindens, sind somit von affektiven Spitzen positiver und negativer Art gekennzeichnet und finden Eingang ins prozedurale Gedächtnis, später auch in deklarative und vorbewusste Gedächtnisstrukturen. Dies ließe sich mit dem Konzept der »Embodied Memories« (Leuzinger-Bohleber et al., 2015) verbinden, das aus der »Embodied Cognitive Science« hervorgegangen ist und für das Verstehen psychoanalytischer Veränderungsprozesse herangezogen werden könnte.

Im Falle der Borderlinestörungen kommt es also nicht nur zu pathologischen Verzerrungen der Selbst- und Objektwahrnehmung, sondern auch des affektiven Erlebens.

> »Affekte, die nicht ausgehalten werden, äußern sich ausschließlich psychomotorisch und/oder neurovegetativ, manchmal auf gewaltsame Art und Weise, während der Patient selbst gegenüber den affektiven Implikationen seines Verhaltens blind ist« (Kernberg, 2014).

Trauma, Hass und Neid

Otto F. Kernbergs zahlreiche Veröffentlichungen (etwa 1992, 1998, 2004) durchzieht wie ein roter Faden sein konsequentes und theoretisch stringentes Bemühen, pathologische Formen der Aggression im Zusammenhang mit Störungen der Persönlichkeit herauszuarbeiten. Menschliche Destruktivität und unreife menschliche Aggression in ihren unterschiedlichen Facetten und Ausprägungen werden zu Erscheinungsformen wie Masochismus und Sadismus, Perversion und Perversität, pathologischen Formen des Narzissmus, Antisozialität und Psychopathie in Bezug gesetzt. Hierbei geht er stets von seiner Grundüberlegung aus, dass die innere Objektbeziehungswelt von Menschen, deren Persönlichkeit auf Borderlineniveau organisiert ist, von *negativen* Affekten und Emotionen und den damit verbundenen unbewussten Fantasien zum Verhältnis des Selbst zu seinen Objekten dominiert wird. Diese Dominanz negativer Affekte in Form unzureichend integrierter, unreifer bzw. pathologischer Aggression in das Seelenleben verhindere psychisches Wachstum und emotionale Reife. Eine wichtige Achse finden wir hier zwischen traumatischen Erfahrungen in der Vorgeschichte, wie sie für Borderline-Persönlichkeitsstörungen nicht selten sind, und der Durchdringung des seelischen Lebens mit daraus geronnenem Hass und Neid.

Die Psychopathologie des Hasses ist untrennbar mit der Psychopathologie des Neides verbunden. Traumatogene Einflüsse können diese Verbindung zusätzlich strapazieren, müssen es aber nicht. Traumatisierungen – etwa in Form kumulativer Entwicklungstraumata, wie wir sie häufig bei Borderlinepatienten antreffen – implizieren stets eine übermäßige Konfrontation mit frustrierenden, aversiven Erfahrungen, die Wut und Hass auf das auslösen, was dafür verantwortlich gemacht wird. Das Gute reicht nicht mehr aus, um das Schlechte und Frustrierende auszugleichen. Und doch lehrt die klinische Erfahrung, dass destruktiver Hass und Neid auch bei Individuen anzutreffen sind, die von derart aversiven Erfahrungen verschont geblieben sind.

Unabhängig von der tatsächlichen äußeren Realität reicht in diesen Fällen jene innere, paranoid getönte Überzeugung aus – womöglich auf der Basis einer konstitutionell-temperamentsbedingten Hypersensitivität und Hyperreaktivität gegenüber Frustrationen –, zu kurz gekommen und vom Leben schlecht behandelt worden zu sein, um hasserfüllten Neid auf all jene zu empfinden, deren Beziehung zum Leben und den Mitmenschen nicht von diesem schmerzlich-quälenden Gefühl durchdrungen ist, von dem man sich nicht einfach befreien kann. Da Neid etwas Gutes impliziert, um das ein anderer beneidet wird, bemisst sich die Gefährlichkeit unbewussten, hasserfüllten Neides stets daran, inwieweit dieser schmerzliche Mangel bewusst erlebt und ausgehalten werden kann, ohne sofort etwas daran ändern zu können.

Hasserfüllter destruktiver Neid kann zur Gänze abgewehrt werden, wie es für narzisstische Persönlichkeitsstrukturen typisch ist, deren Größenselbst es förmlich nicht zulässt, dass es etwas zu beneiden gäbe, was den eigenen, unerträglich anmutenden Mangel signalisieren würde. Stattdessen kommt es zur chronischen Entwertung und Vergiftung der Liebe und Güte des beneideten Objekts, was jedoch nur neue Frustration und damit Hass nach sich zieht.

Am gefährlichsten wird hasserfüllter destruktiver Neid im Rahmen der psychopathischen oder antisozialen Übertragungsdisposition, von der bereits die Rede war. Hier beschränkt sich der Betreffende nicht mehr auf die Zerstörung des beneidet Guten durch Entwertung und Vergiftung des Kontakts, sondern durch kalte und gewaltsame Aneignung und Ausbeutung, die auch die Zerstörung der Quelle des Guten billigend in Kauf nimmt.

Die Frage des Selbst und der Identität

Selbstkohärenz ist Ausdruck und Voraussetzung reifen psychischen Funktionierens. *Identitätsdiffusion* – eines der zentralen Merkmale einer Borderlineorganisation – ist Ausdruck einer Selbststruktur, die auf Spaltungsphänomenen als zentralem Abwehrmodus basiert.

Nachdenken über sich selbst und andere, sich selbst über die Interaktion mit anderen verstehen und das Verhalten der sozialen Umwelt zu interpretieren und zugleich mitzugestalten, dies alles basiert auf frühen Mentalisierungsprozessen zwischen Kind und Bezugssystem. Der Begriff »Mentalisierung« entstammt der französischen psychosomatischen Schule, siehe Fain & David (1963), Fain & Marty (1964), Marty (1991), Lecours & Bouchard (1997), auf die auch das Alexithymie-Konzept zurückgeht. Die beste Voraussetzung für gelingendes Mentalisieren ist eine *sichere* Bindung und einigermaßen gelingende Affektabstimmungsprozesse zwischen Kind und Bezugspersonen, die über eine ausreichend gute Fähigkeit zum Containment verfügen. Doch auch in sicher gebundenen »Mutter-Kind-Dyaden« wird nicht immer alles richtig gemacht (Stern, 1985). Da sich Fehlabstimmungen zwischen Bezugsperson und Säugling auf mehr als die Hälfte der Zeit (Steele, 2006) belaufen können, gelingt es sicher gebundenen Kindern offenbar, sich trotz Fehlabstimmungen verstanden zu fühlen und darauf zu vertrauen, dass Missverständnisse korrigiert werden können. Fehlabstimmungen können jedoch zu häufig oder zu intensiv auftreten – etwa durch Traumatisierungen in der frühen Kindheit – und in unsichere oder desorganisierte Bindungsmuster münden, welche wiederum die Mentalisierungsfähigkeit und damit auch die Selbst- und Identitätsentwicklung massiv und nachhaltig beeinträchtigt.

Die Gruppe um Anthony W. Bateman und Peter Fonagy (2004) hat Vorstufen der Mentalisierung konzipiert – Äquivalenzmodus, Als-ob-Modus und teleologischer Modus –, die sie als prototypische frühe und unreife Regulations- und Abwehrmodi für Borderlinestörungen ansehen. Ein typisches Zeichen des Als-ob-Modus wäre beispielsweise, wenn kognitiver Inhalt und affektive Tönung im Gespräch nicht übereinstimmen oder wenn es zu endlosen und fruchtlos-theoretisierenden Gesprächen über Gedanken und Gefühlen kommt, die keinen Erkenntniswert haben (»verkopft« versus »Aha-Erlebnis«).

Flashbacks, die das Zeiterleben außer Kraft setzen, aber auch Intoleranz gegenüber alternativen Perspektiven sowie intensive negative Kognitionen über das eigene Selbst (etwa Minderwertigkeitserleben, das mit unerträglicher Intensität wahrgenommen wird) sind Ausdruck des Äquivalenz-Modus. Hier werden inneres Erleben und äußere Welt gleichgesetzt. Die psychotherapeutisch sehr schwer zugänglichen Patienten mit somatoformen und Somatisierungsstörungen könnte man dem teleologischen Modus zuordnen, in dem nur das körperlich Beobachtbare von Bedeutung ist und vermeintlich nur körperliche Eingriffe eine Veränderung leidvoller innerer Zustände bewirken können.

Empirische Befunde als Bindeglied zwischen psychoanalytischen und nicht-analytischen Erklärungsansätzen

Otto F. Kernbergs Erklärungsmodell, neben einer enger gefassten, deskriptiv-phänomenologischen Borderline-Persönlichkeitsstörung auch ein Borderline-Organisationsniveau der Persönlichkeit zu konzipieren, das die zahlreichen gemeinsam auftretenden Symptome und Facetten von Persönlichkeitsstörungen konzeptuell miteinander verbindet, hat insofern Früchte getragen, als man ins DSM-5 (American Psychiatric Association, 2015) auch ein Alternativmodell von Persönlichkeitsstörungen aufgenommen hat, das sich nach einem multimodalen Funktionsniveau der Persönlichkeit ausrichtet.

Mit der integrativen Konzeption von Affekten als »Brückenstrukturen« (Kernberg, 1992) zwischen psychophysiologischen Mustern, libidinös und aggressiv organisierten Trieben sowie darauf basierenden internalisierten Objektbeziehungsstrukturen wurde Vertretern psychoanalytischer und psychodynamischer Schulen der Weg zu empirischen Befunden ermöglicht. Diese Befunde konzentrieren sich überwiegend auf die beobachtbare Verhaltensebene und/oder entstammen neurobiologischen Untersuchungen und bestätigen das bereits bewährte klinische Erfahrungswissen. Allerdings beschränken sich diese auf die enger gefasste Borderline-Persönlichkeitsstörung vom impulsiven und emotional-instabilen Typus.

Hier steht die Affektregulations- und Impulskontrollstörung im Vordergrund, deren Beginn im Jugendalter lokalisiert wird: kurzwellige Stimmungsschwankungen, überschießende affektive Reaktionen auf unbedeutende und geringfügige Stimuli, mangelnde Differenzierungsfähigkeit zwischen einzelnen Gefühlsqualitäten (etwa Wut und Traurigkeit) sowie ein verzögertes Abklingen von emotionaler Erregung (Herpertz et al., 2008); ebenso chronisch dysphorische Verstimmungen, die unterbrochen bzw. begleitet werden von vielfach promiskuitivem, parasuizidalem und suizidalem Verhalten. Typische Bewältigungsversuche, diese diffusen psychischen Spannungszustände zu beenden oder erträglicher zu gestalten, sind die hinreichend bekannten Störungen der Impulskontrolle wie Selbstverletzungen, Alkohol- oder Drogenexzesse oder aber Essstörungen.

Eine wichtige Subgruppe von Symptomen bilden dissoziative Erlebnisweisen, ausgeprägte überwertige Ideen und starkes Misstrauen, das wahnhaften Charakter annehmen kann (Lieb et al., 2004). Hier treffen wir auf die uns bereits bekannten und unverzichtbaren kleinianischen Beobachtungen der paranoid-schizoiden Position bzw. des Oszillierens zwischen dieser und der depressiven Position.

Das im kleinianischen Ansatz zentrale Konzept der permanent zu regulierenden psychischen Homöostase und die damit verbundenen psychoanalytischen Konzepte innenpsychischer Abwehrbewegungen finden ihre Entsprechung in neuropsychologischen Untersuchungen, unter anderem mithilfe funktioneller bildgebender Verfahren zur *emotionalen* Informationsverarbeitung. Diese läuft bei Borderlinepatienten regelmäßig »aus dem Ruder«: Sie legen eine Hypervigilanz für bestimmte emotionale Stimuli an den Tag, die gleichzeitig von einer hohen Ablehnungssensibilität gekennzeichnet ist. Diese Hypersensitivität des limbischen Systems kann dispositionell vorhanden und/oder Folge chronischer Stressbelastung sein. Neuropsychologisch äußert sich dies unter anderem in einer unzureichenden »Top-down«-Kontrolle, das heißt einer herabgesetzten Aktivität des Regelkreises zwischen Kortex und limbischem System.

Was heißt das? Auf eintreffende Stimuli (im Hinblick auf ihre Signifikanz/Bedeutung für Ziele und Bedürfnisse des Individuums) wird reflexhaft und automatisch reagiert. Das nochmalige Überdenken, um eine affektive Reaktion womöglich zu modulieren, findet nicht statt. Hier besteht ein signifikanter Unterschied zu psychiatrisch gesunden Kontrollprobanden (vgl. Silbersweig et al., 2007; Koenigsberg et al., 2009), bei denen solche Netzwerke aktiviert werden, die eine bewusste kortikale Verarbeitung im Sinne der Reflexion (versus reflexhaft!) unterstützen.

Die Folgen sind:

- Emotionen bestimmen das Handeln
- emotionale Ereignisse werden nur eingeschränkt herausgefiltert
- laufende kognitive Prozesse werden auch durch unbedeutende emotionale Stimuli unterbrochen
- der Emotionsausdruck und die Selbstregulation sind eingeschränkt bzw. brechen zusammen
- negative Affekte werden nicht durch Neubewertung gedämpft

Gleichzeitig und erschwerend kommt hinzu, dass die regelmäßig auftretenden überschießenden Affekte, die bereits auf geringe Stressoren hin einsetzen, nur sehr verzögert abklingen und umso stärker im Gedächtnis gespeichert werden. Die gezielte Selbstkontrolle (»effortful control«) ist, im Gegensatz zu Menschen mit guter Selbstkontrolle, die ihre Aufmerksamkeit willkürlich hemmen, aktivieren oder verlagern können, um so den ausgelösten Affekt zu modifizieren und zu dämpfen, deutlich beeinträchtigt. Dies entspräche dem reifen Abwehrmechanismus der (bewussten) Unterdrückung.

Aus dem Genannten wird ersichtlich, wie weitreichend die Folgen dieser gestörten neuronalen Netzwerkabläufe für zwischenmenschliches Verhalten sein können. Wenn die Intensität negativer Stimuli (oder als solche negativ bewertet) nicht durch kognitive Top-down-Prozesse herunterreguliert werden, steigt das Risiko der fehlerhaften/überschießend negativen Interpretation des Verhaltens anderer Menschen. Nun zählt ja gerade eine chronische Störung des zwischenmenschlichen Verhaltens zu den maßgeblichen Merkmalen einer Borderlinestörung, die auch nach einer verbesserten Affektregulierung erhalten bleibt (Skodol et al., 2005). Auch hier finden sich Übereinstimmungen mit Objektbeziehungstheoretikern und ihren Konzepten, etwa zu den interessanten neuropsychologischen Befunden zur sogenannten Ablehnungssensibilität: Borderlinepatienten legen eine starke Tendenz an den Tag, in einen neutralen Gesichtsausdruck fehlende Vertrauenswürdigkeit hineinzulesen (Miano et al., 2013) oder aber interpretieren einen freundlichen Gesichtsausdruck als »falsch« und nicht vertrauenswürdig.

Allerdings mehren sich Befunde, dass diese *Ablehnungssensibilität* auch unabhängig von traumautogenen Vorerfahrungen wie Missbrauch oder Misshandlung auftritt. Borderlinepatienten fühlen sich abgelehnt, unabhängig davon, ob sie von ihrem Gegenüber akzeptiert werden oder nicht (Renneberg et al., 2012).

Zusammenfassung: Psychotherapeutische Implikationen

Die Borderlinestörung kann als prototypisch misslingender Versuch gelten, die eigene psychische Homöostase in Beziehung zu sich selbst und zu anderen Menschen so zu regulieren, dass Anpassung an und Integration von neuen Erfahrungen auf eine entwicklungsförderliche Art und Weise möglich werden. Die Verzerrung in der Wahrnehmung der eigenen Person und des jeweiligen Gegenübers sowie der inneren Objekte unter dem Einfluss intensiver, überwiegend negativ-aversiver Affekte wie chronische Wut, die zu Hass gerinnen kann, lassen die Regulierungsbemühungen insgesamt als rigide, unflexibel und überschießend erscheinen.

Die innenpsychischen Regulierungs- und Funktionsmodi, wie sie im Zuge einer Borderlineorganisation der Persönlichkeit wirksam werden, zeigen sich auch auf neurobehavioraler Ebene in Form von Affekt- und Impulsdysregulation, zum Beispiel als chronisch selbst- und/oder fremdschädigendes Verhalten, die ein ausgeprägt maladaptives interaktionelles Verhaltensmuster nach sich zieht. Diese Form der Verhaltensdysfunktionalität findet sich vor allem im Rahmen der Borderline-Persönlichkeitsstörung vom emotional-instabilen und/oder impulsiven Typus, also der Borderlinestörung im engeren, phänomenologisch-deskriptiven Sinn.

Auf der Ebene der äußeren Realität finden sich schwerwiegende Beeinträchtigungen in Beruf, Freizeit und sozialen Beziehungen, insbesondere Liebesbeziehungen. Die Gefahr, dass eigentlich (noch) funktionierende Bereiche der äußeren Realität dauerhaft in Mitleidenschaft gezogen werden – etwa durch wiederholte Arbeitsausfälle oder Arbeitsplatzverlust infolge interpersonell in Szene gesetzter Machtkämpfe oder sekundären Krankheitsgewinn – sollte nicht unterschätzt werden. Langzeituntersuchungen (etwa Zanarini, 2011) zeigen, dass vor allem eine stabile berufliche Einbindung als prognostisch günstig zu werten ist. Auch hier sind Patienten, die aufgrund ihres Temperaments zu destruktiver Impulsivität neigen, besonders gefährdet, ebenso Personen mit ausgeprägter narzisstischer Problematik, deren unreifes pathologisches Größenselbst eine realistische Einschätzung der eigenen Fähigkeiten, Grenzen, eine realitätsgerechte Einbindung in Arbeit oder Beruf deutlich erschweren bis hin zu verhindern kann.

1. Auf Objektbeziehungsebene lassen sich polarisierte, klischeehafte, prototypische und affektiv hoch aufgeladene Fantasien von Selbst-Objekt-Beziehungen finden, die zwischen unreifer Idealisierung sowie Verfolgung und Entwertung rasch hin und her wechseln können, ohne jedoch in

Form von Erinnerungsspuren eine Verbindung zueinander aufzuweisen. Hier bewegen wir uns im gesamten Spektrum der Borderlineorganisation der Persönlichkeit.

2. Auf der Übertragungsebene herrschen psychopathische, paranoide, schizoide, symbiotische oder unreife narzisstische Übertragungsdispositionen vor, die an eine hohe Ablehnungssensibilität und Kränkungsneigung geknüpft sind, das heißt an eine hohe Bereitschaft, die Person des Therapeuten und sein Verhalten negativ zu interpretieren.
3. Dies wiederum ist verbunden mit der Tendenz in der Informationsverarbeitung kognitiv-affektiver Stimuli, ängstlich mit Ablehnungssignalen zu rechnen, sie bereitwillig wahrzunehmen und intensiv negativ-überschießend auf sie zu reagieren. Auch der Therapeut wird somit zu einem Gegenüber, dessen neutraler Gesichtsausdruck beispielsweise als ablehnend-zurückweisend interpretiert oder aber dessen freundlich-wohlwollendes Auftreten als falsch, manipulativ oder bedrohlich-verführerisch und überwältigend wahrgenommen und interpretiert wird.
4. Wenn wir dem eine reife, flexible Selbstregulation und Selbstkontrolle gegenüberstellen, dann würde diese mit der Fähigkeit einhergehen, Aufmerksamkeit gezielt und willkürlich zu hemmen, zu aktivieren oder zu verlagern, um die damit einhergehenden Affekte entsprechend zu modifizieren, also auch zu dämpfen. Demgegenüber kommt es bei Borderlinepatienten zu reflexhaft-automatischen – und eben nicht ausreichend reflektierten – Reaktionsmustern, was in den zwischenmenschlichen Beziehungen zu den bekannten kräftezehrenden und völlig fruchtlosen Endlosschleife aggressiver Auseinandersetzungen und Streitereien führt, da das Gegenüber aufgrund der chronischen Verzerrungen, mit denen die eigene Person und die eigenen Intentionen überzogen werden, seinerseits aversiv und aggressiv reagiert. Ausgeprägte narzisstische Persönlichkeitsanteile verstärken diese Ablehnungssensibilität zusätzlich.

Allgemeine Grundlagen und Ziele der Psychotherapie

»Sollte die Welt nicht schön sein?« (Stangneth, 2019)

Entwicklung ist ein dialektischer Prozess. Er ist eingebunden in die Fähigkeit biologischer Systeme zur Autopoiese, das heißt, sich selbst zu erhalten, zu wandeln und zu erneuern. Diese basale biologische Fähigkeit begründet die kontinuierlichen Assimilations-, Anpassungs- und Integrationsleistungen, wenn es um körperliche Reifungsprozesse und die kognitiv-affektive Verarbeitung von neuen Erfahrungen geht. Gleichzeitig unterliegt diese autopoietische Selbstregulations- und Organisationsfähigkeit, die sich unter anderem als Wunsch nach Autonomieentwicklung und Individuation manifestiert, einer permanenten Gegenbewegung, die sich als Veränderungsangst oder Kontrollverlustangst äußert und die mit der schmerzlichen Erkenntnis verbunden ist, dass Abhängigkeit von anderen zur menschlichen Existenz gehört und nicht kontrolliert werden kann.

Menschliches Zusammenleben und Kooperation mit anderen sind somit von der Fähigkeit abhängig, das eigene Erleben und Verhalten so zu gestalten, dass die Anforderungen der äußeren Realität im Sinne hoch konfliktanfälliger sozialer Anpassung mit größtmöglicher Flexibilität der inneren Welt bewältigt werden können. Persönlichkeitsentwicklung in diesem Sinne bedeutet, psychische Assimilierung sowie die Integration von Erfahrung, Selbsterleben und den damit einhergehenden Affekten so zu regulieren, dass Reifungsprozesse und psychosoziales »Funktionieren« nicht nachhaltig behindert werden.

Ein zentrales Dilemma in der menschlichen Entwicklung liegt in der Tatsache begründet, dass Entwicklung im Lichte dieser Assimilierungs-, Anpassungs- und psychischen Integrationsprozesse unverzichtbar auf Aggression angewiesen ist. Wir werden mit sozialen und antisozialen (im neutralen Sinne) Grundausstattungen geboren, also mit der Fähigkeit, mehr oder weniger triebhaft ein Objekt zu suchen und uns danach auszurichten. Gleichzeitig verfügen wir über die Fähigkeit, diese Suche oder soziale Interaktion auch wieder zu beenden, uns abzuwenden und/oder uns zurückzuziehen (Emde, 1988). Jeder Schritt in Richtung innerer und äußerer Autonomie erfordert somit ein gewisses Maß an Abgrenzung gegenüber den Bezugspersonen, deren Halt und Zuwendung gleichzeitig auch gebraucht wird.

Diese zweipoligen Tendenzen sind lebens- und überlebensnotwendig. Da Gruppen und Gesellschaften allerdings ängstlich darüber wachen, dass antisoziale Tendenzen nicht überhandnehmen, bedeutet Entwicklung im Sinne eines kontinuierlichen Fließgleichgewichts zwischen Besetzung und Abgrenzung, Stabilität und Änderung, Auflösung und Integration, dass soziale Tendenzen schließlich die Oberhand behalten. Ein Überwiegen antisozialer Verhaltensweisen steht also letztlich weder im Dienste der Gruppe noch des Einzelnen.

Warum spielen diese Punkte im Falle von Borderlinepathologien und ihrer Behandlung eine besondere Rolle? Die Fähigkeit zu lieben und Sorge für andere zu tragen, reife Schuldgefühle auf der Basis eines stabilen, unabhängigen und individuellen Wertesystems zu empfinden und mit anderen Menschen zu kooperieren im Dienste demokratischer Aushandlungsprozesse, das alles gründet auf der strukturellen Integration destruktiver Aggression sowie der Entwicklung von Frustrationstoleranz. Sie ist die Voraussetzung für Ich-Stärke, für ein reifes Über-Ich und für Selbstkohärenz. Diese stabile Differenzierung zwischen Selbst und Objekt wiederum ist Voraussetzung, um die entgrenzenden Erfahrungen der Sexualität zu leben und zu genießen und Sexualität nicht in den Dienst der Abwehr zu stellen – in Form von Hypersexualität, Hemmung oder gefährlich sexuell-perversen Arrangements.

Aufgrund unterschiedlicher ätiologischer Faktoren gelingen im Rahmen von Borderlinepathologien diese strukturellen Integrationsprozesse nur unzureichend, sodass das Erleben und Verhalten und die innere Objektbeziehungswelt chronisch oder wiederkehrend von intensiven Ängsten, diffus-unerträglichen Zuständen sowie pathologischer Aggression in ihren unterschiedlichsten Ausprägungen durchdrungen ist. Je nach Temperament und Charakterstruktur können sich die strukturellen Einschränkungen und Vulnerabilitäten nach außen hin unterschiedlich zeigen. Allen gemeinsam ist die *Organisation* der Persönlichkeit auf *Borderlineniveau*.

So haben manche impulsiven Borderlinepatienten durchaus ein sehr libidinöses Verhältnis zu ihrer Aggression. Der Zugang zu ihren aggressiv-destruktiven Fantasien und Impulsen ist ihnen relativ vertraut und sie nutzen sie nicht selten ausgiebig und lustvoll-sadistisch zur Regulierung ihres seelischen Gleichgewichts und zur Kontrolle im zwischenmenschlichen Bereich. Andere wiederum, deren Charakterstruktur eher auf dem depressiv-masochistischen Spektrum angesiedelt ist, haben ihre aggressiven Fantasien so erfolgreich abgespalten und via projektiver Identifizierung im jeweiligen Gegenüber untergebracht, dass sie immer wieder erstaunt sind, warum ihre gesamte Umwelt so überaus gereizt, ungeduldig und eben »aggressiv« auf sie reagiert.

Gleichzeitig stellt die meist sehr bewusst erlebte Unfähigkeit zu tragfähigen, haltgebenden, verlässlich-vertrauensvollen – also mit einem Wort *guten* – Beziehungen zu ihren äußeren und inneren Objekten den leidvollsten Aspekt ihrer Symptomatik dar. Ich teile nicht die Auffassung, dass Beziehungen oder Beziehungsgestaltung von Borderlinepatienten *chaotisch* seien. Im Sinne der oben genannten Fähigkeit zur psychischen Selbsterhaltung sehe ich in diesem vermeintlichen Chaos sehr wohl ein funktionierendes System, um schwer erträgliche psychische Zustände und Ängste zu regulieren, allen voran die Angst vor Selbst- und Objektverlust und damit Getrenntheit, Haltlosigkeit sowie dem Gefühl von psychischer Entleerung und Vernichtung.

Wir sollten uns stets darüber im Klaren sein, dass wir in einer Therapiestunde immer nur einen Bruchteil dessen erfahren, was Patienten innerlich bewegt, in welche destruktiven und selbstquälerischen Fantasien oder ausweglosen inneren Dialoge sie sich etwa nach einer Sitzung hineinbewegen und hineinsteigern können. So berichtet ein Patient, er sei nach den Stunden bei mir »immer auf Krawall gebürstet und möchte etwas kaputt machen«. Äußerungen wie »Ich fühle mich leer« oder »In mir ist Chaos« verstehe ich eher als Widerstand oder Abwehr gegenüber Klärungsversuchen, die als *destabilisierende Ordnungsversuche* befürchtet werden. Meiner Erfahrung nach vermittelt sich Leere im Patienten, zum Beispiel als Einsamkeit oder große Traurigkeit in der Analytikerin darüber, dass es offenbar nichts im Patienten zu geben scheint, das beide im Moment emotional teilen könnten.

Die depressive Position als reifes Organisationsprinzip

Die emotional-kognitiven Integrationsleistungen der Psyche, die um die *depressive Position* (Klein, 1935; Hinshelwood, 1989; Mertens, 2018) organisiert sind, haben sich zu einer Art *Goldstandard* psychischer Entwicklung, Integration und Reife herauskristallisiert. So benennen auch Frank E. Yeomans und Kollegen (2017) in ihren Veränderungskonzepten der Übertragungsfokussierten Psychotherapie für Persönlichkeitsstörungen (»Transference Focused Psychotherapy«, TFP) das Erreichen der depressiven Position als den zentralen psychischen Integrationsschritt von Borderlinetherapien.

Dieser ist geknüpft an die basale Fähigkeit zur Ambivalenz- und Ambiguitätstoleranz, an eine ganzheitliche und differenzierte Wahrnehmung, an die Fähigkeit, konkretistisches Denken allmählich durch Symbolisieren abzulösen, an Objektkonstanz, die sich einer konturierten innerpsychischen Trennung zwischen Selbst und Objekt verdankt. Hier knüpft die moderne psychoanalytische Entwicklungs- und Bindungstheorie an (Fonagy et al., 2002; Buchheim, 2017), die die Trennung zwischen Selbst und Objekt in Bezug gesetzt hat mit der Entwicklung eines kohärenten Kern-Selbst sowie Prozessen funktionierender Mentalisierung.

Die *Abwesenheit* guter Objekte wird nicht mehr automatisch als *Anwesenheit* böser verfolgender Objekte erlebt und interpretiert, sondern kann mithilfe der Vorstellung, dass das gute Objekt in der Zukunft wiederkommen wird ausgehalten werden. Somit verändert sich mit der depressiven Position auch die Fähigkeit für ein realistisches Zeitempfinden.

Der zentrale psychische Integrationsschritt, der über viele Interaktionsschleifen mit den inneren und äußeren Objekten erreicht wird, besteht in der schmerzlichen Erkenntnis, dass aggressive Impulse sowie schlechte Gefühle und Gedanken allgemein aus dem eigenen Selbst stammen können. Diese An-Erkenntnis ist unverzichtbare Voraussetzung dafür, Projektionen ins eigene Selbst zurückzunehmen und damit Verantwortung für eigenes Handeln und die eigene Aggression zu übernehmen, und zwar

Verantwortung auch im Sinne eines reiferen Über-Ichs, das sich nur so bilden kann.

Das, was auf den ersten Blick paradox anmuten mag, nämlich von einer Art *Fähigkeit zu depressivem Erleben* als Entwicklungsschritt zu sprechen, wird somit verständlicher: Die An-Erkenntnis der eigenen Fähigkeit zur Aggression und zur Zerstörung wiegt besonders schwer, wenn damit die schmerzliche Erkenntnis verbunden ist, das gute Objekt oder das Gute im Objekt ebenfalls attackieren und zerstören zu können, zuweilen auch unwiederbringlich.

Wenn wir die depressive Position im Lichte des therapeutischen Geschehens betrachten, so herrschen nun *Ganz*objektübertragungen vor. Dem Therapeuten wird, so wie allen anderen Objekten, ein *Eigenleben* gestattet, was zu spezifischem Gegenübertragungserleben führt: mehr innerer Freiraum für *Rêverie* und die Möglichkeit, den eigenen Gedanken und Empfindungen nachzugehen, für sich zu sein sowie weniger Handlungsdruck, wie er den ausgeprägten projektiven Identifizierungen geschuldet ist. Atmosphärisch ist mehr Ruhe eingekehrt, das Agieren hat deutlich abgenommen, die Patienten müssen den Therapeuten und die therapeutische Situation nicht mehr so in ihren Kontrollgriff nehmen. Die Narrative der Patienten gewinnen an Plastizität und Tiefenschärfe und es kann gemeinsam an Bedeutungen gearbeitet werden. Das bloße Erzählen und Berichten wird also von mehr Nachdenken, auch gemeinsamem Nachdenken, über Bedeutungen des Erlebens und Verhaltens abgelöst.

Wir stoßen hier an ein zentrales Merkmal psychischer Dialektik: Annäherung und Trennung bedingen sich gegenseitig. Die zunehmende Integration aggressiv und libidinös besetzter Repräsentanzen führt zur notwendigen innerpsychischen Differenzierung von Selbst und Objekt sowie zur Erkenntnis, dass wir voneinander getrennte Wesen sind, deren Geschichte einen Anfang und ein Ende hat.

Die zunehmende Fähigkeit, Projektionen ins eigene Selbst zurückzunehmen, konfrontiert Borderlinepatienten nun mit all der Wut und all dem Hass, mit dem ihre inneren und äußeren Objektbeziehungen durchdrungen sind, sodass Schuldgefühle gerade jetzt, da der womöglich wichtigste innerpsychische Reifungs- und Integrationsschritt gemacht wird, ein oft schwer erträgliches Ausmaß annehmen können, was wiederum im Zuge vorübergehend regressiver Prozesse suizidale Fantasien oder andere Selbstschädigungstendenzen verstärken kann, die eigentlich verlässlich überwunden schienen. Allerdings werden die starken, noch unintegrierten Liebes- und Abhängigkeitswünsche wie eine offene Flanke erlebt. Sie stehen unerträglich anmutenden Verlassenheitsängsten gegenüber, welche ihrerseits regressive Rückzugsbewegungen auf einen paranoid-schizoiden Funktionsmodus auslösen können, im Bemühen, die psychische Homöostase wiederherzustellen, die das gute Objekt vor Angriffen von außen und innen schützen soll.

Obwohl also die Verletzbarkeit der Patienten nun sehr viel unverstellter anmutet, habe ich die Erfahrung gemacht, dass in dieser Behandlungsphase nicht selten ein Moment erreicht ist, in dem über einen Settingwechsel ins Liegen nachgedacht werden kann, um Themen der Intimität und Sexualität in Verbindung mit Nähe- und Abhängigkeitsängsten tiefergehend zu bearbeiten. Bevor es jedoch so weit ist, sind die inneren und äußeren Objektbeziehungen starken Verwerfungen und Spaltungsprozessen ausgesetzt.

Das Ringen um psychische Homöostase: Spaltungsbewegungen als Funktions- und Regulationsmodus

Wenn der Andere zum Feind wird

Eine hohe Kränkungsneigung und Ablehnungssensibilität in Verbindung mit geringer Frustrationstoleranz bringen es mit sich, dass das Verhalten anderer rasch als absichtlich böse und als Angriff interpretiert wird. Die Vorstellungen oder inneren Bilder wichtiger Bezugspersonen und der Beziehungen zu ihnen (Objektbeziehungsrepräsentanzen) können außerordentlich verzerrte »verfolgende« Ausmaße annehmen und paranoide Ängste schüren. Das Bild des anderen wird zum Feind transformiert, den es mithilfe »gerechtfertigter« Gegenattacken zu kontrollieren gilt.

> Die Patientin Frau X. berichtet von quälend schlaflosen Nächten, in denen sie wach liege und auf die Heimkehr ihres Freundes warte, der als DJ unterwegs sei. Da sie als Kran-

kenschwester im Schichtdienst arbeite, könne sie ihn meist nicht begleiten, was sie sehr kränke und zu einem Gefühl des Ausgeschlossenseins führe. Je länger er nachts ausbleibe, desto mehr nimmt ihr inneres Bild von ihm die Züge eines sadistisch-quälenden Feindes an. Sie ist dann mehr und mehr davon überzeugt, dass er sie absichtlich warten lasse oder dass er mit anderen Frauen flirte und sie selbst betrüge.

Die Tatsache, dass sie bereits seit einiger Zeit zusammenleben und sie ihn in anderen Phasen als zugewandt und verlässlich kennengelernt hat, weichen einem tiefen, unüberbrückbaren und nahezu wahnhaft anmutenden Misstrauen sowie einem immer stärker werdenden Impuls, sich sofort trennen zu müssen, um sich wie in einem Befreiungsschlag von den unerträglichen psychischen Zuständen zu befreien und es ihm gleichzeitig heimzuzahlen. Sie hat einen unwiderstehlichen Drang, ihm die Reifen seines Autos aufzuschlitzen. Ein Verhalten, das sie aus einer früheren Beziehung kennt und das ihr bereits eine Strafanzeige eingebracht hatte. Regelmäßig muss sie sich nach solchen Nächten krankmelden, da sie von den inneren Schlachten und äußeren Auseinandersetzungen, die sie vom Zaun bricht, sobald ihr Freund nach Hause kommt, völlig erschlagen ist.

Frau X. gehört zu einer gar nicht kleinen Gruppe von Borderlinepatienten, die eigentlich über gute Ressourcen zur Lebensbewältigung verfügen, deren Hauptproblem jedoch in der Unfähigkeit liegt, ihre Partnerschaften dauerhaft befriedigend zu gestalten. Stattdessen kommt es zu chronischen Paarkonflikten und wiederholt aggressiv provozierten Trennungen, gefolgt von schweren depressiven Zusammenbrüchen und unerträglichen Schuldgefühlen über ihre Destruktivität. Entgegen weit verbreiteter Annahmen besteht die größte Schwierigkeit dieser Untergruppe nicht so sehr darin, dass sie *prinzipiell* nicht allein sein können, sondern dass sie *nicht vertrauen* können. Die Partner müssen belauert werden, um so kontrollierbar zu bleiben. Nähe- und Liebeswünsche lösen eine unerträgliche Angst aus, ihre emotionale Bedürftigkeit und Abhängigkeit könnte ausgenutzt werden oder sie könnten sich als nicht liebenswert erweisen und deshalb verlassen werden.

Um dieser inneren Anspannung zu entgehen, transformieren sie ihr Liebesobjekt innerlich in einen Feind, der sie sadistisch quält und den sie ihrerseits dafür hassen können. Sich aggressiv zur Wehr zu setzen und sich zu rächen scheint ihnen dann völlig normal und angemessen.

Die sadistische Allmacht, die die Patientin ihrem verzerrten inneren Objektbild zuschreibt, hat eine komplementäre Entsprechung im Selbstbild als ausgeliefert und nicht liebenswert. Frau X. hasst ihren Freund dafür, dass sie sich selbst nicht als verlässlich gewollt und liebenswert erleben kann.

Über weite Strecken in der psychoanalytischen Psychotherapie galt unsere Arbeit dem wiederholten Durcharbeiten dieser inneren Dynamik, die im Zustand hypertrophierter Affekte oder Affektstürme – in diesem Fall intensive Enttäuschungswut, die rasch in Hass überging und ein gefährliches selbst- und/oder fremdschädigendes Verhalten nach sich zog – das Wissen um und die Angst vor emotionaler Abhängigkeit in ihrer Beziehung regulieren soll. Vor allem mussten wir uns die Frage stellen, warum sie in diesen quälenden Momenten nicht auf ihre Techniken zur Selbstberuhigung und Affektregulierung zurückgriff, die sie während eines stationären Aufenthaltes und einer daran anschließenden Verhaltenstherapie erlernt und sehr wohl als wirksam erfahren hatte. Hier kam ein wichtiger Übertragungsaspekt ins Spiel: Sie projizierte auch auf mich ein ideales und magisches therapeutisches Objekt. Da würde es dann ausreichen, so ihre Fantasie, nur in der Therapie zu erscheinen und alles würde von selbst »gut«.

Diese prototypisch anmutende sadomasochistische Beziehungsdynamik, wie sie viele Beziehungen von Borderlinepatienten kennzeichnet, ist ein interpersonell in Szene gesetztes Oszillieren zwischen paranoid-schizoider und depressiver Position. Die Gefahr von den eigenen paranoiden Fantasien und Ängsten droht, wenn destruktive Impulse auf ein äußeres Objekt projiziert werden, das dann innerlich zum Verfolger transformiert wird, obschon es doch eigentlich als ersehntes und idealisiertes Liebesobjekt fungieren soll, dessen sofortige, uneingeschränkte Anwesenheit und Verfügbarkeit vermeintlich so sehr gebraucht wird.

Diese paranoiden Fantasien können die Form extremer Angst vor psychischer Vernichtung oder psychischem Tod annehmen. Sie können sich als Angst vor Selbstverlust, traumatischem Kontrollverlust oder extremer Ohnmacht, Hilflosigkeit und tiefer Verlassenheit manifestieren. Sie können sich uns auch vermitteln als extreme und archaische Schuld-, Bestrafungs- und Vergeltungsangst: Schuld, das Objekt und die Verbindung zu ihm mit Angriffen überzogen zu haben, wie wir es aus dem Bion'schen Konzept der *Angriffe auf Verbindungen* (»attacks on linkings«) kennen, die unbewusst darauf abzielen, das Denken und damit die Möglichkeit des Verstehens und der Verbindung über das Verstehen zu zerstören; oder aber Schuld dafür, das gute Objekt oder die gute Objektbeziehung mit allen Mitteln – paradoxerweise auch hochdestruktiven bis hin zu mörderischen – zu schützen versucht zu haben.

Der Patientin gelang es, ihrem Drang, das Auto ihres Freundes zu beschädigen, nicht nachzugeben. Allerdings brachte sie das in einen Zustand, der »zwischen Pest und Cholera« angesiedelt war, denn nun versank sie in quälenden Fantasien über die Schlechtigkeit ihres sadistischen und egozentrischen Partners einerseits sowie über ihre eigene Nichtigkeit andererseits. Zugleich hatte sie eine sehr berechtigte und bewusste Angst, die Geduld ihres Freundes endgültig überzustrapazieren, wenn sie erneut einen Streit vom Zaun brach und mit dem Ende der Beziehung drohte, sobald er nach Hause kam. In dieser Angst, den Freund infolge ihrer Aggressivität zu verlieren, war das Bild des guten Objekts enthalten.

Mein Hinweis, dass diese quälenden Fantasien eine große Attraktivität für sie haben mussten, da sie sich ihnen so ausgiebig hingab und all die Möglichkeiten, diese Zustände zu beenden (bis dahin, dass sie sich an ihre Online-Selbsthilfegruppe wandte, die auch einen nächtlichen »Notdienst« eingerichtet hatte), gar nicht in Betracht zog, empfand die Patientin als Angriff. Auf der Übertragungsebene wurde *ich* nun zu einer Therapeutin, die sie absichtlich provozierte, sie mit unerträglichen Selbstzuständen in Kontakt brachte sowie mit den Hinweisen auf Selbstberuhigungstechniken »quälte« (!) und abspeiste – mit anderen Worten, sie in ihrer Qual alleine ließ.

Widerstand (gegenüber dem Wirksamwerden einer Therapie allgemein) und *Abwehr* (gegenüber dem Bewusstwerden spezifischer ängstigender Inhalte) vermitteln sich unmittelbar im Übertragungs-Gegenübertragungs-Geschehen. Während im Rahmen höher organisierter (neurotischer) Persönlichkeitsstrukturen die *Verdrängung* von relativ umschriebenen ängstigenden inneren Vorstellungen und den damit verbundenen Gefühlen den Hauptabwehrmodus darstellt, ohne dass dies das allgemeine psychosoziale Funktionsniveau in seinen Grundfesten chronisch gefährden würde, bietet eine Borderlineorganisation der Persönlichkeit keinen ausreichend stabilen Schutz mehr, um widersprüchliche und miteinander in Konflikt stehende Wahrnehmungen und Gefühle in sich zu halten.

Die Regulation psychischer Homöostase im Rahmen typischer Übertragungsmuster

Das, was Patienten im Rahmen einer Borderlineorganisation an unbewussten Rollenangeboten (Sandler, 1976) an uns herantragen oder wie sie die Beziehung zu uns gestalten, entspringt einem intensiven Bedürfnis, unerträglich anmutende innere Zustände, die durch den Kontakt mit uns wachgerufen werden, loszuwerden (zu externalisieren), etwa durch Projektion, Angriffe auf das Denken (Bion, 1959), Entwertung, Rückzug oder Kontaktabbruch. Beim klassischen *emotional-instabilen* Modus, der nicht selten mit einer konstitutionell bzw. temperamentsbedingt erhöhten Aggressivität einhergeht, ist dieser Regulationsversuch affektiv überschießend und impulshaft. Destruktives Verhalten gilt als probates Mittel zur Wiederherstellung von Homöostase, sobald sich das fragile Gleichgewicht durch widersprüchliche Wahrnehmungen und Empfindungen bedroht sieht. Hauptangst ist die der Affektüberflutung und Überwältigung im passiven oder aktiven Sinne, entweder durch negative oder aggressive Empfindungen oder durch libidinös-sexuelle Fantasien und Wünsche.

Borderlinepathologien können unterschiedlich stark ausgeprägt sein. Der Schweregrad betrifft nicht nur die Frage, wie gut oder schlecht ein realistisches Selbstkonzept entwickelt bzw. wie ausgeprägt die Identitätsdiffusion ist. Ein wichtiger Aspekt dabei ist die Integration des Über-Ichs, also die Frage danach, wie Normen und Verbote, Werte und soziale Gepflogenheiten in einen inneren moralischen Kompass integriert sind. In Abhängigkeit des Schweregrades der strukturellen Beeinträchtigungen dominieren typische Übertragungsmuster, die man auch als charakteristische Regulationsmodi zur (Wieder-)Herstellung des seelischen Gleichgewichts verstehen kann. Ihre Entfaltung im therapeutischen Kontakt erlaubt uns Hinweise darüber, was Patienten von der Welt und anderen Menschen ganz allgemein halten und welchen Platz ihre eigene Person darin einnimmt.

Psychopathische Übertragungsmuster

In der *psychopathischen* Übertragung sind es »unverhohlene Täuschung und Unehrlichkeit aufseiten des Patienten bzw. als Projektion dieser Merkmale auf den Therapeuten« (Clarkin et al., 2006, S. 195). Die Interaktion mit anderen Menschen ist von chronischem Misstrauen durchdrungen. Menschliches Miteinander, so die Überzeugung, basiere auf gegenseitiger Ausbeutung und Manipulation. Reife Kooperation, die auf gegenseitigem Vertrauen und Verlässlichkeit basiert sowie auf der Überzeugung, anderen nicht zu schaden, wird als naive Schwäche ausgelegt und verachtet. Aus diesem Grund gelten Rücksichtslosigkeit bis hin zu Gewalt als völlig berechtigte Verhaltensweisen, um sich in dieser Welt zu bewegen. Die dominanten Affekte, die diese innere Sicht auf die Welt charakterisieren, sind unverstellter Hass und Verachtung (etwa für herrschende Normen und Gesetze, insbesondere auf der Basis demokratischer Prinzipien). Es sind sozusagen mafiöse Strukturen, die in der inneren Welt vorherrschen und deren Gefährlichkeit darin besteht, dass Täuschung und Lüge in Kombination mit einem defizitären Über-Ich soziales Miteinander nachhaltig aushöhlt, korrumpiert und zerstört.

> Ein Mann von Mitte 40 erscheint zum Erstgespräch sichtlich zornig. Die Polizei habe ihn soeben aufgehalten, weil er mit dem Handy am Steuer telefoniert habe. Er wisse gar nicht, »was dieser Affenzirkus soll«. Zu mir komme er, weil er nach einer sechsjährigen Gefängnisstrafe wegen Drogendelikten eine Psychotherapie als Bewährungsauflage erhalten habe. Nach einer knappen halben Stunde, in der weder ein Anzeichen von Einsicht in sein problematisches Verhalten noch Veränderungsmotivation erkennbar sind, wird er unruhig und schlägt mir folgende Grundlage für eine therapeuti-

> sche Zusammenarbeit vor: »Sie stellen mir Rechnungen für stattgefundene Stunden aus. Die bezahle ich natürlich. Ein persönliches Erscheinen wäre dann nicht nötig.«

Dieses Geschäftsangebot ging von der Überzeugung aus, dass herrschende Regeln und Normen für ihn nicht gelten. Er hatte seine eigenen, an die er sich zu halten gedachte. Mein Geld sollte ich bekommen. Er ging zudem von der Vorstellung aus, ich sei ebenso korrumpierbar wie er und allein auf meinen persönlichen Vorteil aus. Dass meine Arbeit als Psychotherapeutin unter anderem auf einem menschlichen Interesse am Gegenüber basieren könnte, war – so meine Hypothese – kaum bis gar nicht vorstellbar. Zumindest quittierte er einen entsprechenden Kommentar meinerseits mit Schweigen, um dann rasch die Praxis zu verlassen.

Psychopathische Strukturen im Sinne eines überdauernden Übertragungsmusters zeigen sich, neben der klassischen Psychopathie (Hare, 1986), bei ebenso wenig behandelbaren antisozialen Persönlichkeitsstörungen und Menschen mit malignem Narzissmus. Aufgrund der fließenden Übergänge und unterschiedlichen Schweregrade struktureller Beeinträchtigungen ist es letztlich die Frage, ob es im Leben eines Patienten Beziehungen gibt, die *nicht* ausbeuterisch sind, die über einen basalen therapeutischen Zugang entscheiden (vgl. Kernberg, 2017).

> Frau Z., Anfang 30 und aus einem außereuropäischen Land stammend, wird mir von einer verhaltenstherapeutischen Kollegin überwiesen. Sie berichtet, auf Drängen ihres Ehemannes zu kommen. Der gemeinsame vierjährige Sohn werde immer »auffälliger« (er weine viel und sei »aggressiv«). In der Familie habe man den Eindruck, das habe mit ihr zu tun. Ich bitte die Patientin, mir ihr Leben in der Familie näher zu beschreiben. Vor allem ihre Schwiegermutter und ihre Schwägerin, so Frau Z., würden den Ehemann manipulieren und gegen sie aufhetzen. Sie habe ein sehr schlechtes Verhältnis zu den beiden, lege aber auch keinen Wert darauf, dieses zu verbessern bzw. nähere soziale Kontakte einzugehen. Nachdem sich eine Nachbarin über sie beschwert hatte, habe sie deren Vorgarten mit Säure

zerstört. Die Patientin berichtet dies völlig emotionslos. In meiner Gegenübertragung habe ich an dieser Stelle deutlich wahrnehmbare körperliche Reaktionen. Ich spüre einen stark erhöhten Herzschlag und habe den Eindruck, als läge etwas hoch Gefährliches in der Luft.

Als ich sie frage, wie es sie nach Deutschland verschlagen habe, berichtet Frau Z., schon als Jugendliche die Entscheidung getroffen zu haben, ein Kind von einem Deutschen zu bekommen. Sie habe einen Film über das KZ Auschwitz gesehen und starke sexuelle Erregung beim Anblick schwarz uniformierter SS-Männer verspürt. Seither habe sie alles unternommen, um ihren Plan zu realisieren. Meine Frage, ob sie Kontakt zu hiesigen Rechtsradikalen und Neo-Nazis habe, bejaht sie. Über ihren Ehemann spricht Frau Z. mit Verachtung. Hass ist spürbar in Bezug auf die zurecht misstrauischen Frauen in der Familie ihres Mannes. Ihr Verhältnis zum Sohn ist von emotionaler Grausamkeit geprägt, wenn sie ihn wegstößt, während er weinend ihre Nähe sucht. Hier wird eine völlige Empathielosigkeit spürbar, die mich erschüttert und sehr beunruhigt zurücklässt.

Die Gespräche mit Frau Z. waren von heftigen paranoiden Gegenübertragungsreaktionen gekennzeichnet. Frau Z. verschwand regelmäßig vor und nach den Sitzungen für längere Zeit in der Patiententoilette, die unmittelbar neben meinem Behandlungsraum lag. Während ich vor der Stunde auf sie wartete, hatte ich die kaum erträgliche Fantasie, Frau Z. würde ein Loch in die Wand bohren und mich von der Toilette aus beobachten. In den Gesprächen selbst fand ich mich in Zuständen wieder, in denen ich verzweifelt jede einzelne ihrer Äußerungen nach etwas Menschlichem absuchte. Als das Gespräch einmal auf einen kleinen Vogel kam, den ihre Großeltern in einem Käfig hielten, hoffte ich inständig, hier auf einen menschlichen Zug in ihr zu treffen, was sich jedoch nicht erfüllte. Gleichzeitig hatte mich eine ungeheure Faszination ergriffen und ich fühlte mich wie eine Insektenforscherin, die sich ihre in Glaskästen aufgespießten Tiere ansah. Meiner Assoziationskette folgend fand ich mich in den Gaskammern von Auschwitz wieder, in denen die SS-Schergen durch ein Guckloch in der verschlossenen Tür von außen das qualvolle Sterben der eingeschlossenen

Gefangenen beobachteten. Hier fiel mir die Bemerkung der Verhaltenstherapeutin ein, die mir die Patientin mit dem Kommentar angekündigt hatte: »Ich will mir das nicht antun.« Womöglich war hier nicht nur eine bewusste Angst vor dem sadistisch-grausamen Verhalten der Patientin ausschlaggebend gewesen, sondern auch eine mehr oder weniger unbewusste Angst vor zutiefst verstörenden Gegenübertragungsreaktionen und -bildern.

Frau Z. war in ihrem Heimatland bei einer Kinder- und Jugendlichenanalytikerin, da sie schon als Kind auffällig und ihre Mutter darüber sehr besorgt gewesen sei. Sie erinnerte keine besonderen Effekte dieser Gespräche. Frau Z. entsprach dem Bild einer »gemütslosen Psychopathin« (Schneider, 1946, 2007) und erfüllte das ICD-10-Kriterium des »herzlosen Unbeteiligtseins« einer psychopathischen Persönlichkeitsstörung gegenüber den Gefühlen anderer. Auf den ersten Blick war es erstaunlich, dass sie den Weg in eine ambulante psychoanalytische Praxis gefunden hatte. Bei näherer Betrachtung war dies aber nur folgerichtig und Teil ihres manipulativen Gebäudes: Sie fürchtete um ihren Aufenthaltstitel in Deutschland. Da sie aus einer sehr wohlhabenden Familie stammte, war ihr Lebensstandard nicht gefährdet, doch sie wollte nicht in ihr Heimatland zurück. Ihr Ehemann, den sie für dumm verkaufte, war ein einfühlsamer Vater, der über das Verhalten seiner Frau gegenüber dem gemeinsamen Sohn zutiefst beunruhigt war und zunehmend zu der Überzeugung gelangt war, mit seiner Frau stimme etwas nicht. In Auseinandersetzungen »schalte ich meine Tränen ein, um dann meine Ruhe zu haben«. Auch ich problematisierte ihr Verhalten dem Sohn gegenüber und wies auf das Risiko hin, das sie einging, sollte sie ihr Verhalten nicht ändern. Die klare Konfrontation mit etwaigen gesetzlichen Sanktionen schien mir der einzige Weg, eine notwendige Modifikation von fremdschädigendem Verhalten in den Bereich des Möglichen zu rücken. Ich hatte keine Hoffnung, ebenso wenig wie die Verhaltenstherapeutin vor mir, bei Frau Z. eine affektive Resonanz auszulösen. Als ein familienpsychiatrisches Konsil anstand, dem Frau Z. zunächst zugestimmt hatte, weigerte sie sich letztlich doch, den Termin wahrzunehmen und brach kurze Zeit später die Therapie (nach rund sechs Monaten) ab.

Frau Z. hielt ihre sadistischen Züge vor ihrer unmittelbaren Umgebung gut verborgen und genoss den lust- und machtvollen

Triumph, den sie empfand, wenn ihr Umfeld mal wieder auf sie hereingefallen war. Sie log, täuschte und benutzte andere für ihre Zwecke. Ihr Sohn reagierte heftig aversiv, hatte Angst vor ihr und entwickelte deutliche Symptome. Sie wiederum reagierte hasserfüllt und grausam auf ihn, weil er nicht in der Lage gewesen war, sie von ihrer inneren Leere, emotionalen Ödnis und der Trostlosigkeit ihres Daseins zu befreien. Ich musste zu der Überzeugung gelangen, dass Frau Z. auch mich zu manipulieren versuchen würde, und war entsprechend misstrauisch. Die langen Pausen, die manchmal nach einer Frage von mir entstanden, nutzte sie nach meinem Dafürhalten dazu, sich genau zu überlegen, was sie als nächstes sagen oder verschweigen würde, nicht jedoch, weil ich sie mit etwas emotional berührt hatte, was sie zum Nachdenken brachte.

Paranoider Übertragungs- und Regulationsmodus

Psychopathische Übertragungsmuster gehen paranoiden Übertragungsstrukturen voraus bzw. können sich mit diesen überschneiden. Im Rahmen dieser Übertragungsstrukturen herrschen zwar nach wie vor außerordentlich verzerrte Vorstellungen der eigenen Person und anderer Menschen vor, die von negativen Affekten bestimmt werden, allerdings wissen die Patienten zumindest theoretisch um die Möglichkeit, dass ein Therapeut auch andere Motive haben könnte außer solche, ihm zu schaden oder ihn auszunutzen. Paranoide Übertragungsstrukturen entsprechen den Regulationsmodi der paranoid-schizoiden Position. Wie Therapieverlaufsstudien zeigen (vgl. Doering et al., 2010), beginnen viele Patienten mit einer Borderline-Persönlichkeitsstruktur eine Therapie mit überwiegend paranoiden Übertragungsmustern.
Das Rollenangebot ist um die Dyade einer omnipotent-idealisierten Therapeutin einerseits und eines bedürftig-hilflosen Patienten andererseits organisiert und dient der Abwehr einer tiefer liegenden Dyade zwischen einer sadistisch-mächtigen Therapeutin und einem vernachlässigt-misshandelten Selbstbild:

> Ein Mann hinterlässt auf dem Anrufbeantworter eine Nachricht, in der er mitteilt, er habe es nun schon zum vierten Mal nicht geschafft, mich zu meiner telefonischen Sprech-

> zeit anzurufen. Er leide an einer Borderlinestörung, und wenn er nicht bald einen Termin bekomme, befürchte er, in der Forensik zu landen. Er habe nur noch seine Haustiere. Seine Nachricht ist durch mehrere, auffällig lange Sprechpausen gekennzeichnet. Schließlich ändert sich sein Tonfall merklich und er hält mir vor, dass meine Sprechzeiten »viel zu eng« gefasst seien.

Die Frustration über meine Unerreichbarkeit, die er unbewusst inszeniert, indem er außerhalb meiner Sprechzeiten anruft, hat offenbar das Bild von mir innerlich in ihm verändert. Die Stille am anderen Ende der Leitung scheint eine schwer erträgliche Objektbeziehung wachgerufen zu haben, die von jener an der Oberfläche – ideales Objekt einerseits, bedürftiges Selbst andererseits – abgewehrt wird. Es sind die Entwertung und die Verachtung im Tonfall, die mich an mörderisch-hasserfüllte Impulse denken lassen. Aus der omnipotent fantasierten Retterin, die ihn offenbar vor schwerwiegenden fremdschädigenden Handlungen bewahren soll, wurde ein mächtiges Objekt, das ihn nun aber mit Schweigen und Untätigkeit quälte und ins Verderben (in die Forensik) stürzte.

Der Anruf hinterlässt Unbehagen. Ich stelle mir die Frage, wie es ich angesichts der offensichtlichen Ambivalenz (mehrfach die Sprechzeit verpasst) mit Therapie- und Veränderungsmotivation und Durchhaltevermögen verhält. Geht es um Bewährungsauflagen und Fremdmotivation? Stand der junge Mann unter Drogeneinfluss und sprach deshalb so langsam? Welche potenziellen Straftaten standen im Raum? Kann er Sorge um seine Tiere empfinden und sich adäquat um sie kümmern, was prognostisch auf der Positivseite zu verbuchen wäre?

Narzisstischer Übertragungs- und Regulationsmodus

Auch hier bewegen sich die strukturellen Beeinträchtigungen auf einem Kontinuum. Es reicht von sozial eingebundenen Individuen bis hin zu schweren strukturellen Defiziten in den Bereichen zwischenmenschlichen Beziehungen und Erwerbsarbeit, die entweder ein chronisches Scheitern in diesen Bereichen bedingen oder aber mit antisozialen Verhaltensweisen einhergehen können. Während also das äußere Verhalten hoch variabel ist – es gibt die dünnhäutigen, leicht kränkbaren Persönlichkeiten und die dickhäutigen Narzissten (Rosenfeld, 1987) – dreht sich auf der inneren Bühne der Objektbeziehungen alles im wahrsten Sinne um das *pathologische Größenselbst* (Diamond et al., 2022).

Ein überwiegend *narzisstischer* Regulationsmodus soll verhindern, dass man so ist wie alle anderen. Die Spaltung besteht hier nicht so sehr darin, dass das Objekt und das eigene Selbst als »nur gut« oder »nur schlecht« wahrgenommen werden (müssen), um die psychische Homöostase aufrechtzuerhalten. Die Spaltung liegt vielmehr in der radikalen Trennung zwischen einem karikaturhaft anmutenden aufgeblasenen *Größenselbst*, das einem ebenso überzogen abgewerteten *Kleinheitsselbst* gegenübergestellt wird. Durch die interpersonell in Szene gesetzte Spaltung ist entweder die eigene Person »oben«/»großartig« und der andere »unten«/»ein Versager« oder umgekehrt. Die Hauptangst ist die einer als vernichtend erlebten Beschämung.

> Ein Patient beklagt sich wiederholt darüber, dass er seine Freundin »nicht herzeigen« könne. Sie ist 25 Jahre jünger und es sei ihm peinlich, sie zu Treffen mit Freunden mitzunehmen. Er möchte eine Therapie machen, um sich endlich trennen zu können, eine passendere Frau zu finden und »glücklich« zu sein. Er zahle ihr monatlich eine »Apanage«, damit sie ihr Studium vernünftig abschließen könne. Positiv sei, dass er besser einschlafen könne, wenn sie neben ihm liege. In den Schilderungen des Patienten wird nichts Warmherziges oder Zärtliches der Freundin gegenüber spürbar, ebenso wenig Bedauern oder Traurigkeit bei dem Gedanken, sie nicht mehr in seinem Leben zu haben.

Die Schwierigkeit, Größenfantasien und Realität miteinander zu versöhnen, gehört zu den wichtigsten Aspekten spät- und postadoleszenter Ablösungsprozesse und zu einer stabilen Identitätsentwicklung. Hinter vielen schweren depressiven Zusammenbrüchen und suizidalen Krisen junger Erwachsener verbirgt sich ein nicht integriertes omnipotentes Größenselbst, das durch ein gesellschaftliches Optimierungsklima und vermeintlich grenzenloser Möglichkeiten noch gefüttert wird. Wie mächtig der narzisstische

Regulationsmodus sein und mit welch ungeheurer Destruktivität er in Verbindung mit realer Macht bei fehlender Affektkontrolle einhergehen kann, illustriert das Verhalten des ehemaligen US-Präsidenten Trump (vgl. Lee, 2017).

Den meisten Therapeuten dürfte die sehr unangenehme Gegenübertragungsangst vor Entwertung durch den Patienten bis hin zu potenziell lähmenden Auswirkungen auf das eigene Denken und mögliche Interventionen vertraut sein. Sie unterscheidet sich deutlich vom überwältigenden Charakter, der mit Affektstürmen und Impulsdurchbrüchen einhergehen kann, bei dem erst einmal Angst und Verwirrung im Vordergrund stehen. Das Gefühl, durch Entwertung attackiert und »vernichtet« zu werden oder sich tatsächlich – mittels projektiver Identifizierung – nutzlos und inkompetent, aber auch gelangweilt zu fühlen, gehört zu den charakteristischen Gegenübertragungsreaktionen. Die Abwehrorganisation ist darauf ausgerichtet, das Kleinheitsselbst und das damit verbundene beißende Gefühl der Scham, aber auch des Neides auf die Therapeutin unangetastet zu lassen, die etwas Gutes zu geben hat, das einem selbst in der Form emotional nicht zur Verfügung steht. Die Interventionen der Therapeutin können nicht als etwas erlebt werden, was ihrem authentischen Interesse entspricht, nämlich bei der Überwindung von Schwierigkeiten zu helfen. Sie werden eher als Kritik und Angriffe erlebt, die dazu dienen sollen, den Patienten bloßzustellen, zu beschämen, klein zu halten und sich selbst als überlegen darzustellen. Eine Patientin, die es nicht verwinden konnte, dass ihre Schwester von der Mutter das elterliche Anwesen geerbt hatte, während sie »nur« ausbezahlt worden war, beendete – für mich völlig überraschend – die Therapie mit den Worten: »Nur weil Sie studiert haben, sind Sie längst noch nichts Besseres!«

Häufig ist dies im Vorwurf enthalten, sich nicht einfühlen zu können, die schwierige Lebensgeschichte mit all den Traumatisierungen nicht anzuerkennen, kalt und gefühllos zu sein. In diesem Sinne betrachte ich die Diagnose »Verbitterungssyndrom« als Form einer chronifizierten narzisstischen Übertragungsdisposition. Der therapeutische Fallstrick liegt hier im Risiko, den abgewehrten destruktiven Neid zu übersehen, der jeden aufrichtigen Versuch des Therapeuten, sich in reale Verluste einzufühlen, zerstören *muss* und zum Scheitern verurteilt, um an den illusorischen und infantilen Wiedergutmachungsansprüchen festhalten zu können. Reifes Trauern um Verlorenes, in Verbindung mit Dankbarkeit dafür, was man trotzdem empfangen hat, ist nicht möglich.

Eine Unterform des unreifen narzisstischen Regulationsmodus sehe ich in der *symbiotischen* Übertragungsdisposition, das heißt im Bedürfnis eines Patienten, *vollkommene* Übereinstimmung oder Deckungsgleichheit zu idealisierten omnipotent fantasierten Objekten herzustellen, deren uneingeschränkte psychische Anwesenheit und Aufmerksamkeit, aber auch perfektes Verstehen – im Sinne eines Selbstobjekts – dringend gebraucht werden. Sobald sich abzeichnet, dass diese Wunschfantasie in der Realität nicht einzulösen ist oder sich der Therapeut etwas »zuschulden« kommen lässt – es reicht das leiseste Missverständnis –, was im Patienten ein heftiges Gefühl der Kränkung und narzisstischen Wut auslöst, kann es zu völlig überraschenden und abrupten Beziehungsabbrüchen oder aber kalten »Abrechnungen« kommen. Die unbewusste Fantasie, dass sich andere Menschen unaufhörlich mit ihnen befassen, führt dazu, dass alles rasch auf sich bezogen und persönlich genommen wird.

Dieser Übertragungs- und Regulationsmodus ist nicht selten bei früh bindungs- und/oder trennungstraumatisierten Menschen anzutreffen, deren frühe Objekte oder Ersatzobjekte die Selbstentwicklung nur sehr unzureichend begleiten konnten oder aber von denen sich die Patienten emotional nicht angenommen bzw. ausreichend positiv besetzt fühlen konnten. Die Tatsache, dass es uns in der Gegenübertragung im wahrsten Sinne »kalt erwischt«, kann ein Hinweis darauf sein, dass das Strukturniveau ursprünglich zu hoch eingeschätzt worden war. Neben Schuldgefühlen über tatsächliche Fehler, die uns unterlaufen sind, kann sich allmählich auch wachsender Ärger hinzugesellen, wenn sich abzeichnet, dass es nicht »gut werden« darf oder ein Patient es nicht »gut sein lassen« kann. Moralismus und Selbstgerechtigkeit aufseiten des Patienten können den Therapeuten in die bedrängende Situation bringen, wiederholt die eigene Güte beweisen oder stellvertretend Abbitte leisten zu sollen, wobei das affektive Klima eher erkennen lässt, dass der Therapeut sich der Sichtweise des Patienten unterwerfen soll, was eine genaue Exploration erst einmal unmöglich macht.

> Eine junge Frau wird nach abgebrochener psychoanalytischer Therapie, in der es ihr immer schlechter gegangen sei, zu mir überwiesen. Sie sei in immer unerträglichere Zustände gekommen. Die Therapeutin habe sich eines Kunstfehlers schuldig gemacht. Voller Überzeugung und empörter Selbstgerechtigkeit meint die Patientin: »Ich mache nie Fehler.«

Schizoider Übertragungs- und Regulationsmodus

Eine besonders intensive Form der Spaltungsbewegung zeigt sich im Rahmen des *schizoiden* Regulationsmodus auf Borderline-Organisationsniveau (vgl. Holler & Dazzi, 2020). Die schizoide Störung als die *frühe* Störung schlechthin (vgl. Fairbairn, 1940, 1963) im Sinne mangelhafter Selbst-Objekt-Differenzierung illustriert besonders eindrücklich die Dynamik und das Oszillieren zwischen »seelischem Rückzug« (Steiner, 1998) und passagerer Öffnung. Die Spaltungs- oder Abwehrbewegung ist im Grunde eine *Rückzugsbewegung*, bedingt durch das Bedürfnis, sich vor einer als überwältigend sinnlich erlebten Welt in Sicherheit zu bringen. Besteht die Spaltung bei emotional-instabilen Borderlinepatienten in rasch fluktuierenden positiven und negativen Selbst- und Objektrepräsentanzen mit den entsprechenden intensiven Affekten und im narzisstischen Modus zwischen unrealistisch verzerrtem Größenselbst und Kleinheitserleben, dann imponiert sie im schizoiden Modus in der Abtrennung des Affekts vom kognitiven Inhalt.

Rückzugsbewegungen bieten Ruhe und Sicherheit vor der Gefahr, sich in einem basalen Sinne affizieren oder emotional »berühren« zu lassen.

> »Der Rückzug fungiert als seelischer Bereich, in welchem man sich der Realität nicht stellen muss, Fantasie und Omnipotenz ungeprüft weiterbestehen können und alles erlaubt ist« (Steiner, 1998, S. 20).

Was *schizoide* und *narzisstische* Übertragungsmuster verbindet, ist die emotionale Unerreichbarkeit des Patienten im unmittelbaren therapeutischen Kontakt. Während jedoch narzisstische Patienten nichts vom Therapeuten annehmen können, weil dies mit der schmerzlichen, aber notwendigen Erkenntnis verbunden wäre, dass der Therapeut über etwas Beneidenswertes verfügt, das einem selbst nicht zur Verfügung steht und worauf mit Wut reagiert wird, isolieren und ziehen sich schizoide Patienten generell aus dem emotionalen Kontakt zurück, sodass der Eindruck entsteht, sie würden tatsächlich nichts vom Therapeuten *brauchen*. Das Gegenübertragungsgefühl ist weniger um die Angst organisiert, mit Entwertungen oder kalter narzisstischer Wut attackiert zu werden, sondern um das schmerzliche Gefühl, emotional ferngehalten und zur Gänze ausgeschlossen zu sein. Es ist nicht die Minderwertigkeit eines schlechten therapeutischen Objekts, mit dem sich Therapeuten konfrontiert sehen, sondern die psychische Bedeutungslosigkeit, in die man in einer Welt der »objektlosen Weiten« (Balint, 1968) gerät.

Das Gefühl von Unerreichbarkeit und Zurückweisung in der Gegenübertragung ist basaler und hinterlässt oft tiefe Sorge und Betroffenheit. Die Affektbrücken, die die Verbindung zwischen Selbst und Objekt sichern, scheinen abgebrochen. Während das »falsche Selbst« (Winnicott, 1974) als typisches Kennzeichen einer Identitätsdiffusion bei narzisstischen Übertragungsmodi als pathologisches Größenselbst die innere Objektwelt bestimmt, ist bei schizoiden Strukturen die verzweifelte Suche nach stabilen Abhängigkeitsbeziehungen von einer schier unerträglichen Angst begleitet, von den ersehnten Objekten verschlungen und kontrolliert zu werden oder aber ins Nichts fallengelassen zu werden.

Die therapeutische Gesamtszene: »Was liegt in der Luft?«

Projektiv identifikatorische Regulationsprozesse

Projektive Identifikation ist laut Wilfred Bion (1962) die Urform menschlicher Kommunikation. Als von Beginn an stattfindende nonverbale affektiv-emotionale und sinnliche Austauschprozesse zwischen Kind und Bezugspersonen ist sie ubiquitär und lebensnotwendig für die Entwicklung von Denken und Symbolisierungsfähigkeit. Als eine Grundlage für Empathie und eine gute Kommunikation ist sie somit stets Teil des interpersonellen Geschehens, in dem wir uns unmittelbar auf das Gegenüber einstellen. Sie ist also auch Grundlage von Übertragung und Gegenübertragung.

Psychostrukturelle Integrationsprozesse sind davon abhängig, inwieweit es frühen Bezugspersonen gelingt, die im Zuge projektiver Identifizierungsprozesse vom Kind *in die Bezugsperson* projizierten Affekte, Emotionen, diffusen Zustände und unaushaltbaren Ängste, aber auch sensorisch-körperliche Empfindungen sowie die damit verbundenen unbewussten Fantasien zu containen und dadurch zu transformieren. Um mit Bion zu sprechen: zu »alphabetisieren«.

Kognitionspsychologische Laborexperimente zeigen, wie nachhaltig wirksam Erinnerungsspuren frühkindlicher traumatisierender Interaktionserfahrungen sind (vgl. Erreich, 2017). Vor dem Hintergrund konstitutionell-genetischer Dispositionen hinsichtlich des Temperaments im Allgemeinen und von Aggressivität im Besonderen sind sie jederzeit als unbewusste Objektbeziehungsfantasien aktivierbar. Häufig sind bereits die frühen familiären Interaktionen von Borderlinepatienten von exzessiven projektiv-identifikatorischen Regulationsschleifen geprägt, was zu den bekannten kommunikativen Entgleisungen bis hin zu verbaler und körperlicher Gewalt führen kann.

In Partnerschaften und Liebesbeziehungen, wenn also intensive Wünsche nach Bezogenheit und Nähe ebenso intensiven aversiv-aggressiven und ängstigenden Empfindungen gegenüberstehen und nicht miteinander versöhnt (integriert) werden können, ist es ebenfalls das misslingende Containment, das dazu führt, dass einander gegenseitig angetragene heftige Projektionen nicht zurückgenommen und transformiert werden können, um in einem nächsten Schritt destruktives Verhalten zu begrenzen. Vor allem in Therapien mit Patienten, die zu hoch destruktivem Verhalten und Impulsdurchbrüchen neigen (etwa chronisch wiederkehrende suizidale Krisen oder Suchtverhalten) kann es notwendig sein, Familienangehörige oder Lebenspartner in die Behandlung miteinzubeziehen, um zu versuchen, basale Kommunikations- und Verhaltensregeln zu etablieren, gefährlich destruktives Verhalten zu begrenzen und den Fortgang einer Therapie nicht zu gefährden. Hier kommt dem Aspekt der Psychoedukation (vgl. Rentrop, 2013) eine zentrale Rolle zu.

In der Literatur zur Borderlinetherapie wurden von jeher die unmittelbar intensiven und oft überwältigenden Gegenübertragungsempfindungen beschrieben (Koenigsberg, 2000), die es Therapeuten so schwer machen, zentrale psychoanalytische Techniken wie *gleichschwebende Aufmerksamkeit* bzw. *Rollenempfänglichkeit* sowie *technische Neutralität* aufrechtzuerhalten – von *Rêverie*, der träumerisch nachhängenden Aufnahme, ganz zu schweigen. Gemeint sind dabei Borderlinepatienten vom emotional-instabilen und impulsiven Typus, die im Therapeuten regelmäßig für maximales Stressempfinden und großen Handlungsdruck sorgen, wenn dieser sich kaum mehr in der Lage sieht, die unterschiedlichen, oft widersprüchlichen und voneinander abgespaltenen, aber hochaffektiv projizierten Segmente zu containen und zu verstehen. Das Denkvermögen ist deutlich beeinträchtigt, der innere Spielraum, sich angst- und stressfrei ein Bild des Geschehens zu machen, merklich eingeschränkt. Starke Emotionen, aber auch ein starkes Gefühl affektiv-kognitiver Konfusion können sich einem Therapeuten bemächtigen.

In diesen Momenten ist es außerordentlich schwer, nicht ins Gegenübertragungsagieren zu verfallen, um sich von den unangenehmen und kaum aushaltbaren Gefühlen und Fantasien zu befreien. Was macht der Patient gerade mit mir? In welcher Rolle finde ich mich ungewollt wieder? Was ist der dominante Affekt? Welche völlig überzogenen und verzerrten Objektbilder könnten gerade auf mich projiziert werden? Welche Motive werden mir zugeschrieben? Welche Art von innerem Feind bin ich gerade, gegen den sich der Patient meint zur Wehr setzen zu müssen? Den er omnipotent kontrollieren muss? Und aufgrund welcher Angst?

Manchmal kann es notwendig sein, den Patienten dazu aufzufordern, mit uns gemeinsam eine Außenposition, wie im Zuschauerraum eines Theaters, oder eine Vogelperspektive einzunehmen, um das Geschehen zu betrachten und zu verstehen. Klassisch psychoanalytische Deutungen in Affektstürmen sind nicht zielführend, da sie die kognitive Aufnahmefähigkeit des Moments überfordern. Zuweilen müssen Affektstürme auch klar begrenzt werden.

Eine Patientin redete sich in einer Therapiestunde derart in Rage und begann mich und alle Therapeuten unflätig zu be-

> schimpfen. Keine ruhig vorgebrachte verbale Intervention konnte die Patientin noch erreichen. Hier musste ein Stopp gesetzt werden. Ich forderte sie klar und deutlich auf, ihren Tonfall zu mäßigen, da ich nicht bereit sei, mich von ihr wie einen Fußabstreifer behandeln zu lassen. Sollte ihr das nicht gelingen, würde ich die Sitzung beenden. Die Patientin nahm mir diese Intervention keineswegs übel, sondern mäßigte sofort ihren Ton, sodass wir die Stunde regulär beenden konnten.

Nun sind bei Weitem nicht alle Therapiestunden von heftigen Affektstürmen gekennzeichnet. Und doch können projektiv identifikatorische Prozesse die therapeutische Szene als Ganzes affizieren und die Denkfähigkeit eines Therapeuten außer Kraft setzen.

Gleichsam das Gegenstück hierzu bildet die *Verwirrung* im Zuge schizoider Regulationsmodi. Hier kommt es nicht zur Aktivierung affektiv hoch aufgeladener und polarisierter Objektbeziehungsdyaden, die raschen Wechseln unterworfen sind. Affektiv bewegen wir uns in sehr viel ruhigerem Fahrwasser und stehen nicht unter unmittelbarem Handlungsdruck. Nichtverstehen und Verwirrung vermitteln sich uns rein kognitiv. Mit anderen Worten: Wir registrieren, dass wir verwirrt sind, und können *theoretisch* darüber nachdenken. Doch wir verstehen nicht, da die affektiven Brücken abgebrochen sind. Distanziertheit, Desinteresse und Flachheit der Kommunikation sorgen dafür, dass wir nicht so affiziert sind. Gleichwohl kann sich *atmosphärisch* ein Gefühl der Bedrohung einstellen, das in eine sehr belastende Gegenübertragungsangst münden kann, es droht womöglich eine Auflösung der Selbst-Objekt-Grenzen und damit der psychische/psychotische Zusammenbruch des Patienten. Der Patient *kommuniziert einen Zustand der Konfusion*, denn er kann seinem subjektiven (affektiven) Erleben keinen Namen geben, ist jedoch unbewusst einer überwältigenden Angst vor emotionaler Berührung ausgesetzt.

Überwiegt dieser schizoide Regulationsmodus der projektiven Identifizierung, ist das therapeutische Vorgehen sehr viel zurückhaltender, denn aktive Klärungsversuche wie im ersten Fall, um Ordnung in die Dinge zu bringen und im Wust der vorgestellten

Themen Wichtiges von Unwichtigem zu trennen und Prioritäten zu setzen, würden ins Nirgendwo führen, also in die bereits erwähnten »objektlosen Weiten«. Es ist unsere Gegenübertragung, besser gesagt: ein Zustand der Rêverie, in den wir uns begeben und der über weite Strecken den einzig zugänglichen Informationskanal zur inneren Welt des Patienten eröffnet.

Im therapeutischen Kontakt und in der therapeutischen Kommunikation werden die Auswirkungen unreifer, weil sehr unflexible Abwehrmechanismen, wie sie für die Regulationsversuche im Rahmen der paranoid-schizoiden Position typisch sind, im wahrsten Sinne des Wortes *spürbar* werden: Das Gegenüber wird wie ein Teil des eigenen Selbst behandelt, wodurch starker interaktioneller Druck ausgeübt werden kann.

Projektiven Identifizierungen können in unterschiedlichen Momenten unterschiedliche unbewusste Motive zugrunde liegen, um etwa einen unerträglichen Selbstanteil in Verbindung mit einem starken Affekt loszuwerden und im Gegenüber (in dem Analytiker) unterzubringen, zu »deponieren«. Häufig sind dies heftige aversive Affekte, die unbewusst kommunikativ die Distanzierung vom Objekt intendieren, zum Beispiel Wut oder Ekel.

Aber auch die gegenläufige Bewegung ist möglich: Der starke unbewusste Wunsch nach symbiotischer Verschmelzung mit einem idealisierten Objekt kann eine starke Sogwirkung im therapeutischen Kontakt entfalten und sich in der omnipotenten Überzeugung des Therapeuten manifestieren, als einziger den Patienten »wirklich« zu verstehen; ihn »adoptieren« oder »retten« zu wollen und auch zu können. Affektiv ist dies begleitet von einem erhebenden, durchflutenden Gefühl des Wohlbefindens, vergleichbar dem intensiven Gefühl des Verliebtseins.

Die Auflösung dieser auf primitiven Idealisierungswünschen basierenden projektiven Identifizierungen kann umso schwerer fallen, je »schrecklicher« und traumatischer die reale Vorgeschichte eines Patienten ist, die im Therapeuten omnipotente Wiedergutmachungsimpulse entstehen lassen kann. Viele Abstinenzverletzungen durch Therapeuten lassen sich vor dem Hintergrund dieser unheilvollen Kollusion projektiver Identifizierungsprozesse verstehen, in denen eine im Therapeuten wachgerufene omnipotente Erlösungsfantasie sexualisiert wird oder eine eigene tiefe narzisstische Wunde und der damit verbundene emotionale

Schmerz (Angst, Einsamkeit, Sinnlosigkeitsgefühle etc.) abgewehrt werden soll.

In der atmosphärischen Gesamtsituation führen projektiv identifikatorische Regulationen zu Diskrepanzen zwischen *verbaler Mitteilung* und *non-verbalem Ausdruck*, während der Therapeut im selben Moment ungleich schneller von den nonverbalen Kommunikationssignalen affiziert werden kann. Gerade im Fall hoher affektiver Intensität, die sich rasch atmosphärisch ausbreitet, wird ein zentrales Handwerkszeug des Therapeuten maximal herausgefordert und zuweilen auch außer Kraft gesetzt: nämlich mit gleichschwebender Aufmerksamkeit aus der Position der technischen Neutralität heraus zuzuhören, auf sich wirken zu lassen, eigene Fantasien hochsteigen zu lassen, einem potenziellen Handlungsdruck nicht nachzugeben, vielmehr auf der Basis einer gleichschwebenden Rollenempfänglichkeit (Sandler, 1976) zu Hypothesen über das innere Erleben eines Patienten zu gelangen und diese in Bezug zu seinen Schwierigkeiten zu setzen, die ihn in Therapie geführt haben.

In der individuellen Therapiesitzung ist es die therapeutische Szene (vgl. Argelander, 1973), in der sich Mikroprozesse des Acting-in in der Übertragungsbeziehung abbilden und verfolgen lassen. Richtschnur für das Verständnis des jeweiligen Übertragungs-Gegenübertragungs-Geschehens in einer einzelnen Stunde sollte die Frage sein, ob zwischen Patient und Analytiker ein *authentischer emotionaler Kontakt* besteht und wie auf die Interventionen des Analytikers im Einzelnen reagiert wird. Werden die Kommentare des Analytikers als etwas aufgenommen, das im Patienten weitergesponnen wird im Sinne neuer Einfälle oder Erinnerungen? Kommen wir mit dem Patienten in ein Gespräch, das von einem gemeinsamen Interesse und von der Neugier gekennzeichnet ist, mehr und besser verstehen zu wollen?

Auf den therapeutischen Gesamtprozess übertragen bedeutet dies, das Augenmerk immer wieder auch darauf zu richten, ob wichtige Einsichten zu tatsächlichen Veränderungen führen oder aber nur zu *inauthentischen Pseudoanpassungen*, die tatsächliches psychisches Wachstum verhindern.

> Frau Y. sucht mich nach einem mehrwöchigen Klinikaufenthalt auf. Anlass für die stationäre Aufnahme sei ein

depressiver Zusammenbruch aufgrund belastender Arbeitsplatzkonflikte gewesen. Sie habe sich nicht gegen das Coronavirus impfen lassen wollen und sei von den Kollegen daraufhin ausgegrenzt worden. Bereits als Kind und Jugendliche sei sie wegen ihrer »Andersartigkeit« gemobbt worden. Zu ihrer gesamten Familie habe sie den Kontakt abgebrochen, da man ihr »immer für alles die Schuld gegeben habe«.

Man habe ihr in der Klinik eine Borderlinestörung attestiert. Das sei zwar ein »Schock« gewesen, dann aber auch wieder »nicht überraschend«. Sie erkenne sich durchaus wieder in manchen Beschreibungen, vor allem in ihren Schwierigkeiten mit Nähe und Distanz. Es sei beispielsweise für sie sehr schwer auszuhalten, wenn sie ihren Partner brauche, er sie aber zu lange warten lasse.

Frau Y. führt ihre Probleme auf ein frühes Trennungstrauma zurück. Sie sei die ersten Lebensjahre bei einer über alles geliebten Tante aufgewachsen. Dort habe sie sich vollkommen angenommen und geliebt gefühlt. Dann hätten die Eltern sie zu sich genommen. Mit der Mutter, einer sehr strengen und kühlen Frau, sei sie nie warm geworden. Der Vater wiederum sei gar nicht anwesend gewesen. »Es gibt für mich die guten Tante-Gefühle und die schlechten Mutter-Gefühle.«

Frau Y. berichtet all dies offen, wirkt dabei jedoch *zu* freundlich, eher unterwürfig. Ich denke an ein Bewerbungsgespräch, so als müsste sich die Patientin von ihrer besten Seite zeigen. Es ist verhaltener Leidensdruck zu spüren, aber in mir machen sich Misstrauen und zunehmend Gereiztheit breit. Ich habe das Gefühl, der Ton passe nicht zur Musik. Ich bitte Frau Y. an dieser Stelle, mir mehr über den Konflikt mit den Kollegen zu erzählen sowie darüber, welche Überlegungen ihrer Entscheidung zugrunde lagen, sich nicht impfen zu lassen. Sie glaube nicht an das, was »die Wissenschaft« propagiere, so Frau Y. Sie fühle sich von einer höheren Macht aufgehoben. Deshalb habe sie auch keine Angst vor dem Coronavirus. Die Medien seien überaus manipulativ. Aus diesem Grund verfolge sie keine Nachrichten. Sie könne nicht verstehen, warum man sie auf der Arbeit so angefeindet habe wegen ihrer Weigerung. Sie habe doch immer Maske getragen und alles getan, um niemanden zu gefährden. Irgendwann habe sie sich impfen lassen, um ihren Arbeitsplatz nicht zu gefährden.

Als ich sie auf Ungereimtheiten und Widersprüche in ihren Aussagen hinweise, hält sie stets kurz inne, um dann mit ihrer Sichtweise fortzufahren, wobei sie deutlich erregter wird. Sie wolle mich nicht bekehren. Sie finde aber, auch ihre Sichtweise habe eine Berechtigung. Auf meinen Kommentar, dass die Kollegen offensichtlich auch Angst vor ihr hätten (sich durch sie anzustecken, zumal ja lange nicht klar war, welche Auswirkungen eine Erkrankung haben würde), reagiert Frau Y. überaus überrascht. Sie habe doch noch nie jemandem etwas zuleide getan.

Meine Gereiztheit geht allmählich in Ärger über angesichts der Denkverweigerung und Pseudostupidität von Frau Y. und ihren Attacken auf mein Denken. Tatsächlich spüre ich einen starken Impuls, ihr den ganzen »Unsinn« ausreden zu wollen. Als mir klar wird, dass ich Gefahr laufe, mich in einen fruchtlosen ideologischen bzw. pseudologischen Diskurs zu verstricken, mache ich Frau Y. genau darauf aufmerksam, und sie stimmt mir zu, dass ihr diese Art der Auseinandersetzung nur allzu bekannt sei. Auch im Übertragungs-Gegenübertragungs-Geschehen hatte sich also ein Machtkampf abgezeichnet, in dem es darum ging, wer sich wem unterwerfe.

Da das Ende der Sitzung erreicht ist, biete ich ihr weitere Vorgespräche an. Frau Y. sagt überschwänglich zu. An dieser Stelle greife ich meinen Eindruck des Bewerbungsgesprächs vom Anfang der Stunde auf:

»Sie haben sehr rasch und überschwänglich einem zweiten Termin zugestimmt. Das ist interessant. Ich hatte nämlich den Eindruck, als säßen Sie in einem Bewerbungsgespräch und müssten sich von Ihrer besten Seite zeigen. Etwaige Zweifel oder Vorbehalte kämen da nicht zu ihrem Recht. Und dann waren wir ja auch kurz davor, uns in einer fruchtlosen Diskussion zu verstricken, in dem es darum ging: Wer hat Recht?«

Sie antwortet: »Das stimmt. Als Sie mir die Tür geöffnet haben, dachte ich spontan: ›Mit der kann ich nicht!‹ Sie sind wie meine Mutter: kühl und streng. Die Wärme wie bei der Therapeutin in der Klinik spüre ich nicht.«

»Und trotzdem stimmen Sie einem weiteren Termin sofort und überschwänglich zu.«

»Ich weiß, wie schwierig es ist, einen Therapieplatz zu bekommen.«

»Das heißt, Sie müssen sich den herrschenden Bedingungen gewissermaßen unterwerfen, Ihr Misstrauen – in diesem Fall mir gegenüber – aber für sich behalten.«

Den zweiten Termin beginnt Frau Y. mit den Worten: »Ich habe mich entschlossen, Ihnen vom Kopf her zu vertrauen.« Sie habe stark das Hin und Her in sich gespürt. Ich wiederum spüre ein deutliches Interesse, mehr über die innere Welt von Frau Y. zu erfahren. Gleichzeitig bin ich auf der Hut und mir wird klar, dass es auch anstrengend werden wird, sehr genau auf Unstimmigkeiten zu achten und mich nicht einlullen zu lassen. Die darauffolgenden Wochen sind inhaltlich von der Frage geprägt, wie es komme, dass Frau Y.s Umgebung chronisch gereizt bis aggressiv auf sie reagiere. Sie könne sich das einfach nicht erklären. Sie empfinde keinerlei Ärger. Sie sei nicht aggressiv. Im Gegenteil, sie wolle »das Gute in die Welt bringen«. Das habe sie von ihrer Tante. Die sei auch nicht aggressiv.

Sie berichtet, der eigentliche Grund für die Abmahnung durch den Arbeitgeber sei gewesen, dass sie ein offizielles Dokument mit dem Judenstern versehen habe, um auf die Ausgrenzung und Diskriminierung ihrer Person hinzuweisen. Man habe sie daraufhin in die »Reichsbürgerecke« gestellt. Sie wisse gar nicht so viel von denen, finde aber, man solle sie nicht ausgrenzen. Sie selbst habe sich ihrem Arbeitgeber gegenüber stets loyal verhalten, ihr Bestes gegeben und sei nun »tief enttäuscht«. Auf meine Frage, wie ihr Verhältnis generell zu Autoritäten sei, erfahre ich, dass sie sich in der Schule vordergründig angepasst, aber eigentlich provoziert und boykottiert habe.

Das affektive Klima war in diesen Wochen von überbetonter Freundlichkeit aufseiten von Frau Y. gekennzeichnet. Allerdings gerieten wir noch einige Male an den Rand einer pseudologischen Auseinandersetzung, merkten es aber beide und konnten es beenden.

In der Übertragungsbeziehung kristallisierten sich allmählich spezifische Objektbeziehungsfantasien heraus: An der Oberfläche fand sich die kindliche Suche nach einem omnipotent-idealen Objekt, mit dem sie es sich wohlig einrichten konnte, das jegliche Frustration von ihr fern hielt und das vor allem eine exklusive Zweierbeziehung unter Ausschluss der äußeren Realität mit ihr lebte. Diese infantile Sehnsucht war relativ bewusstseinsnah. Auf der Verhaltensebene war dies von der chronischen Tendenz der Patientin gekennzeichnet, sich in ihre vier Wände zurückzuziehen und den Kontakt zur Außenwelt abzubrechen, sobald sie sich ungerecht behandelt und missverstanden fühlte. Nach einer Weile fasste ich meine Eindrücke zusammen. Hierbei war es mir wichtig, zuerst die paranoid getönten Ängste und Fantasien aufzugreifen und mit dem »falschen« Affekt in Bezug zu setzen, denn die Gefahr eines emotionalen »Pseudokontakts« sah ich bei Frau Y. als besonders groß.

> »Sie kommen mir vor wie ein kleines Mädchen, das in seiner idealen Welt leben und nicht von der Realität da draußen behelligt werden will. Sie haben es sich wohlig warm eingerichtet in dieser idealen Große-Mutter-Natur-Welt. Drinnen ist alles gut, und keiner ist je böse. Draußen ist die böse kalte Welt, von der Sie sich verfolgt und höchst ungerecht behandelt fühlen. Da sind all die schlechten Gefühle. Es ist wie im Märchen.
>
> Das Interessante ist, dass Sie mich davon überzeugen wollen, es gebe keinerlei schlechte Gefühle in Ihnen – vor allem keinen Ärger, keine Wut. Das scheint mir doch recht unwahrscheinlich, dass Sie der einzige Mensch auf der Welt sein sollen, der von solchen Gefühlen verschont bliebe. Dass negative Gefühle vorhanden sind, zum Beispiel Misstrauen mir gegenüber, haben wir bereits festgestellt. Doch Sie versuchen auch hier, diese negativen Gefühle draußen zu halten, indem Sie sich mir vordergründig unterwerfen, sich ganz klein machen und in gewisser Weise Welpenschutz beantragen. Und genau diese Momente der vordergründigen

> Anpassung sind jene Momente, in denen Sie sehr unecht wirken und ich Ihnen diese freundliche Fassade nicht ganz abnehme.«
>
> Der Metapher mit dem Welpenschutz stimmte Frau Y. spontan zu. Dies führte dazu, dass in den darauffolgenden Wochen mehr und mehr Erinnerungen auftauchten, in denen sie sehr wütend und aggressiv gewesen sei, sich »aber auch manipulativ« verhalten habe.

In Frau Y. war es zu einer Abspaltung sämtlicher aggressiver Affekte und bösen Absichten gekommen, die sie auf Menschen in der Umwelt projizierte, bis sie selbst keine aggressiven Gefühle mehr bewusst spürte. Unbewusst waren diese jedoch weiterhin hoch wirksam, allerdings im jeweiligen Gegenüber untergebracht, das dann seinerseits zornig reagierte. Mir selbst fiel es besonders in Bezug auf den missbrauchten Judenstern schwer, meinen Zorn über diese Anmaßung im Zaum zu halten und nicht moralisch-verurteilend zu reagieren, sondern abzuwarten, was die weiteren Einfälle der Patientin erbrachten. Allerdings gelang es Frau Y., offen ihre Vorbehalte mir gegenüber anzusprechen, sodass etwas Neues, Drittes zwischen uns entstehen konnte, auf das wir uns beide beziehen konnten.

Was die Abspaltung aggressiver Affekte im Sinne wichtiger *differenzierender* Affekte zwischen Selbst und Objekt, zwischen äußerer Realität und innerer Welt angeht, so hatte diese zu einer Form der *Pseudomentalisierung* geführt. Die Arbeitsgruppe um Anthony W. Bateman und Peter Fonagy (2006) hat hierfür ein Konzept aufbereitet, das Helene Deutsch bereits 1942 in einem Aufsatz den »Als-ob-Charakter« einer Persönlichkeit genannt hat. Beim *Als-ob-Modus* subjektiver Erfahrung handelt es sich um eine Form der Pseudomentalisierung oder des »falschen Selbst«, mit dessen Hilfe narzisstische Leerstellen und innere Bedeutungslosigkeit aufgefüllt werden sollen. Häufig geschieht dies mithilfe esoterischer, okkulter oder paranormaler Ideologien.

Auch wenn das Konzept der Authentizität im gesellschaftspolitischen Sinne zuweilen überstrapaziert wird, ist die Frage zentral, ob zwischen Therapeut und Patient ein *emotional authentischer Kontakt* besteht. Die zahlreichen affektiv-emotionalen Verfehlungen in frühkindlichen Abstimmungsprozessen, aber auch die

Abspaltung aggressiver Affekte machen es besonders wichtig, genau auf die affektiven Brücken zwischen Selbst und Objekt zu achten und auf emotionale Stimmigkeit in den Interventionen zu achten, indem der dominante Affekt zur dominanten Beziehungsfantasie in der Übertragungsbeziehung in Bezug gesetzt wird.

Neben der Frage der *Stimmigkeit* spielt auch die *Intensität* der affektiven Rückmeldung bei vielen Borderlinepatienten eine zentrale Rolle. Sie brauchen eine Reaktion im Gegenüber, die ebenso heftig und intensiv ausfallen soll, wie es ihrem eigenen Erleben entspricht, um sich wahrgenommen, verstanden und letztlich gehalten zu fühlen. Dazu kann auch gehören, an bestimmten Stellen ihre Wut als Teil ihrer Lebendigkeit und Libido dem Leben gegenüber wertzuschätzen. Sympathie und Passung sind also nicht unerheblich. Frau Y. »konnte« spontan nicht mit mir, und vielleicht hatte ich tatsächlich etwas an mir, was sie unangenehm berührte und was unabhängig von ihren sonstigen verzerrten Sichtweisen bestand. Mir wiederum kam das Prinzip der technischen Neutralität zu Hilfe, meinen Ärger und meine Gereiztheit zu containen und mich trotzdem für diese Patientin zu interessieren.

Der Verstehensprozess: Klärung, Konfrontation, Deutung

Wie so manches andere Konzept, zum Beispiel das der *freien Assoziation*, hat auch das psychoanalytische Konzept der *Deutung* im Laufe der Zeit eine gewisse Mystifizierung erfahren. Als zentrale behandlungstechnische Intervention mit integrativer und verändernder Kraft stand und steht ihre Wichtigkeit außer Frage. Allerdings könnte zuweilen der Eindruck entstehen, als käme die Deutung über den Analytiker wie der Heilige Geist über die Pfingstgemeinde, wenn man nur den richtigen Moment für den kreativ-hermeneutischen Akt (Laplanche, 1992) abwarte. Hier treffen das Risiko der Selbststilisierung und therapeutische Alltagsrealität aufeinander. Ideengeschichtlich geht das Konzept der Deutung in der Tat auf Bibelexegese zurück, bei der es sich um eine hermeneutische, also Deutungswissenschaft handelt. Als »mutatives Veränderungsmoment« (Strachey, 1934) zielte sie von Anfang an darauf ab, Unverständliches in der Kommunikation des

Patienten zu »übersetzen« und Unbewusstes zu entschlüsseln. In diesem Licht betrachtet, brauchen Deutungen tatsächlich einen »Vorlauf«, bis man etwas von den unbewussten psychodynamischen Zusammenhängen verstanden hat, die dann als Hypothesen formuliert und einem Patienten angeboten werden können und die, sofern sie stimmig sind, den Patienten zur weiteren Introspektion und Reflexion anregen. Deutungen sind eine intellektuelle Syntheseleistung, die Transferwissen benötigt: affektiv/emotional-kognitiv und intuitiv/projektiv-identifkatorisch.

Hierfür muss jedoch auf Therapeutenseite eine wichtige Grundvoraussetzung erfüllt sein: Die Denk- und Reflexionsfähigkeit des Analytikers darf nicht durch ein zu hohes Maß an Angst und Stress beeinträchtigt sein bzw. ihre Kapazität zum Containen von primitiven (destruktiven) Affekten und unerträglichen psychischen Zuständen darf nicht zu sehr belastet sein. Damit die zentralen Elemente der psychoanalytischen Haltung – *gleichschwebende Aufmerksamkeit* und *technische Neutralität*, aber auch *Rêverie* und *Exploration der eigenen Gegenübertragung* – effektiv zum Einsatz kommen können, bedarf es somit eines bestimmten affektiv-emotionalen Containments.

Der Deutungsprozess im *klassischen analytischen Sinn* beginnt bei neurotischen und höher organisierten Persönlichkeitsstrukturen mit dem Aufgreifen und Klären vager, widersprüchlicher Mitteilungen oder offenkundiger Auslassungen sowie Diskrepanzen zwischen Kognition und Affekt. Er orientiert sich am Prinzip der Verdrängung, einem reifen Abwehrmechanismus, der Leerstellen im bewussten Erleben eines Patienten hinterlässt. Das Unbewusste zeigt sich in dem, was nicht unmittelbar ersichtlich ist und nicht gesagt wird. Die Formulierung von Hypothesen zu psychodynamischen Zusammenhängen soll ganz natürlich zur weiteren Exploration von Abwehr und zugrundeliegenden innerpsychischen Konflikten führen.

Der Deutungsprozess im *modifizierten psychoanalytischen Setting* setzt ebenfalls an der Abwehr des Patienten an. Diese besteht jedoch nicht in einer stabilen Verdrängung ängstigender *Inhalte* oder *umschriebener intrapsychischer Konflikte*, sondern wird überwiegend *interpersonell* in Szene gesetzt. Einzelne ängstigende Elemente des Erlebens werden dissoziiert bzw. abgespalten. Im Falle von Frau Y. betraf die Abspaltung aggressive

Affekte. Bewusst zugänglich waren ihr als Leitaffekte die Kränkung und die Angst. Der abgespaltene Affekt des zunehmenden Ärgers bis hin zu deutlicher Wut war vollkommen in meiner Gegenübertragung untergebracht. Im sozialen Umfeld übernahmen der Partner und die Arbeitskollegen diese Rolle.

»Klärung« bedeutet das Aufgreifen dieser dissoziierten Aspekte. Vor allem in der Frühphase einer Therapie handelt es sich um affektiv hoch aufgeladenes, konkretistisches und verzerrtes Erleben des Patienten. Bei Frau Y. umfassten Klärung und Konfrontation zunächst die infantil-verzerrte Sicht von sich selbst als völlig aggressionsfrei, als wohlwollend und rundum gut. Meine Entgegnung lautete: »Das Interessante ist, dass Sie mich davon überzeugen wollen, es gebe keinerlei schlechte Gefühle in Ihnen. Vor allem keinen Ärger, keine Wut. Das scheint mir doch recht unwahrscheinlich, dass Sie der einzige Mensch auf der Welt sein sollen, der von solchen Gefühlen verschont bliebe.«

Mithilfe von Klärungen der verbalen und nonverbalen Mitteilungen des Patienten (aber auch der eigenen Gegenübertragung) soll es auch zu einem kognitiven Containment des Erlebens kommen, das beruhigend wirkt. Im Falle von Frau Y. wollte ich genauer verstehen, was ihrer Entscheidung gegen eine Impfung zugrunde lag, wie sie generell die Welt und die Menschen sah. Meine *Konfrontation* mit Widersprüchen hatte zunächst durchaus eine kurze irritierende Wirkung, führte aber nicht wirklich zu tiefergehendem Nachdenken.

Der Deutungsprozess orientiert sich an folgenden strategischen Prinzipien:

1. *Benennen der dominanten Objektbeziehungsfantasien und Erkennen des dominanten Affekts:* Versuche der Klärung führen in aller Regel zu erhöhter Angst und Paranoia und zu aktivierten primitiven und affektiv hoch aufgeladenen Objektbeziehungen in der Übertragung. Hier sind die Gegenübertragung und das Erfassen des nonverbalen, affektiven/emotionalen Klimas im unmittelbaren Kontakt zum Patienten eine zentrale Informationsquelle. Im therapeutischen Kontakt mit Frau Y. war das affektive Klima zunächst von vordergründiger unechter Freundlichkeit geprägt. Diese affektive »Falschheit« löst im zwischenmenschlichen Kontakt spontan Misstrauen aus. Wird diese unstimmige Affekti-

vität nicht aufgegriffen und zu dahinterliegenden paranoiden Ängsten in Bezug gesetzt, die mit verzerrten Bildern des Analytikers verknüpft sind, besteht die Gefahr eines Pseudokontakts in der therapeutischen Beziehung. Hier liegt einer der zentralen Fallstricke in der Behandlung von Persönlichkeitsstörungen: vorschnell und verfrüht depressive Ängste und Gefühle (etwa Schuldgefühle über eigene aggressive Impulse) in den Blick zu nehmen und zu deuten, während die Fähigkeit eines Patienten, ausreichend Vertrauen zu schenken und der Einfühlung des Analytikers zu glauben, noch nicht gegeben ist. Übrigens ist dies auch ein Punkt, an dem man häufig merkt, dass das Strukturniveau ursprünglich zu hoch eingeschätzt worden war.

Ein Patient möchte nach mehreren erheblichen Schicksalsschlägen noch einmal »ein Stück Analyse machen«, um vor allem das wiederholte Scheitern von Liebesbeziehungen zu bearbeiten. Er ist darüber sehr unglücklich, zumal er sonst psychosozial »gut funktioniert«. Nach einer gewissen Weile zeichnet sich ein wiederkehrendes Muster in seinem Verhalten ab: Die Enttäuschung, wenn es »wieder nichts geworden ist« mit einer Frau, führt dazu, dass er einen starken Drang entwickelt, »seine Zelte abzubrechen und weiterzuziehen«. Da sich dies durchaus in seine berufliche Tätigkeit einfügen würde, fällt mir über längere Zeit nicht auf, wie sich hinter seinen überzeugenden Rationalisierungen selbstdestruktives Agieren verbirgt und wie groß sein »Wut-Tsunami« ist, der alles »verschluckt«, auch meine Sorge um seine körperliche Gesundheit, die ich in Gefahr sähe, würde er sich zum gegenwärtigen Zeitpunkt erneut dem Stress eines Umzugs ins Ausland aussetzen. Ich bin also völlig überrascht, wie verzerrt, konkretistisch, ja gegenteilig er meine Äußerungen in sich verarbeitet hat, als er mir in einer Stunde plötzlich an den Kopf wirft, ich würde ihn überhaupt nicht verstehen, ich hätte ihn schließlich dazu gebracht, sich wieder mit Frauen zu treffen.

2. *Benennen und Aufgreifen von Rollenwechseln:* Der rasch fluktuierende Wechsel von Benennen und Aufgreifen dessen, wie der Patient den Analytiker erlebt bzw. wie schnell sich das innere verzerrte Bild, das sich der Pati-

ent von dem Analytiker macht, verändern kann, zeigt sich beispielsweise so: Da bereits klärendes Nachfragen von Patieten rasch als Angriff oder Kritik erlebt wird, bedeutet dies, dass der Therapeut von einer Sekunde auf die andere im Erleben des Patienten zum gefährlichen Feind mutieren kann. Wurde er eben noch (ebenso primitiv-verzerrt) als perfekt-verständnisvoll fantasiert, wird er nun beispielsweise uneinfühlsam-versagend (»Sie wollen mich nicht verstehen!«) oder mächtig-vernichtend. Das rasche Oszillieren zeigt sich beim Patienten in der Regel auf der Verhaltensebene. Als Therapeuten werden wir durch unsere Gegenübertragung darauf aufmerksam, dass wir den Faden verlieren oder plötzlich von Gefühlen überrascht werden.

3. *Zusammenhänge zwischen sich gegenseitig abwehrenden Objektbeziehungsdyaden herstellen:* In der Regel sind es paranoide und aggressiv aufgeladene einerseits und idealisierte Objektbeziehungen andererseits, die in der Übertragungsbeziehung reinszeniert werden und sich gegenseitig abwehren. Da eine (unbewusste) Grundangst von Borderlinepatienten darin besteht, destruktive Affekte (Hass und Neid) könnten sie selbst und ihre Beziehungen bzw. das Gute insgesamt zerstören, müssen die Objektbeziehungsdyaden voneinander getrennt gehalten werden. Beispielsweise darf eine Therapie nicht als hilfreich erlebt werden, um ein Gefühl des Überwältigtwerdens zu vermeiden. Oder positive Gefühle müssen in der Übertragung geheim gehalten werden, um sie vor Angriffen seitens des Analytikers zu schützen.

Oben erwähnter Patient konnte nach circa sechs Monaten weiterer Therapie offen einräumen: »Ich spüre, dass diese Therapie Wirkung zeigt. Aber ich spüre auch, dass ich es Ihnen nicht zugestehen kann, dass Sie das bewirkt haben. Ich hasse das. Und dann muss ich es attackieren und kaputt machen.«

Repräsentanzen sind Vorstellungen, keine Realitäten. Das Oszillieren zwischen den verschiedenen Beziehungsfantasien (Objektbeziehungsdyaden) ist unbewusst. Es erschließt sich uns über das Verhalten des Patienten im therapeutischen Kontakt und über die Affekte. Da das Erleben des Patienten in aller Regel um die Vorstellung organisiert ist, *Opfer* von bösen Absichten eines anderen zu sein, bestimmen Furcht, Argwohn und Hass über weite Strecken das Erleben und Verhalten. Diese Vorstellung (Repräsentanz) dient als Bollwerk gegen die entgegengesetzte Beziehungsfantasie, umfassend versorgt, verstanden, angenommen und geliebt zu werden.

Da Wachstum und Veränderung davon abhängig sind, Projektionen ins eigene Selbst zurücknehmen zu können, fällt es Patienten dann besonders schwer, sich mit *gemischten* Gefühlen in sich zu befassen und diese auszuhalten, wenn sie sich bereits ein Stück weit aus ihrer Abwehr- und Verteidigungsbastion (»psychic retreat« sensu Steiner, 1998) herausgewagt haben und ihre bewusst zugelassene und geäußerte Liebessehnsucht und Abhängigkeitsangst als offene Flanke erleben. Wie das oben genannte Beispiel zeigt, kommt es dann regelmäßig zu den charakteristischen, mehr oder weniger bewusst gewählten Verzerrungen, Übertreibungen, Konkretismen und Vorwürfen. Mithilfe dieser Wut soll der Schmerz abgewehrt werden, dass der Analytiker tatsächlich nicht perfekt ist, aber trotzdem präsent, zugewandt und interessiert. Das »Sie wollen mich nicht verstehen!« kann Therapeuten in die Situation bringen, sich und ihre Zugewandtheit immer wieder aufs Neue beweisen zu sollen. Doch eigentlich geht es um die schmerzliche Erkenntnis, dass es *auch* die *eigene* Wut und *Lust an der Verzerrung, Übertreibung und Zerstörung* von Kontakt waren, die im Laufe des Lebens viel an Nähe zu anderen Menschen verhindert haben.

Der Vorwurf »Sie wollen mich nicht verstehen!« ist selbst eine Projektion und Ausdruck von Widerstand gegenüber emotionalem Schmerz. Es gibt Patienten, die einen großen Leidensdruck haben und nachvollziehbar um Therapie ersuchen. Doch es stellt sich schon bald heraus, dass diese Patienten *verstanden* werden wollen, aber selbst nicht *verstehen* wollen (vgl. Steiner, 1998). Andere Patienten verfallen in diese Abwehrbewegung, wenn die innere Spannung zu groß wird und sie meinen, nur noch so ihr seelisches Gleichgewicht wiederherstellen zu können. Hier besteht die Möglichkeit, im Nachhinein mit mehr Ruhe und immer wieder aufs Neue die unangebrachten Verzerrungen und Übertreibungen zu bearbeiten.

Die Unterscheidung zwischen *patientenzentrierten* und *analytikerzentrierten* Deutungen (Steiner, 1998) dient dazu, diese behandlungstechnisch sehr schwierigen Momente oder Phasen besser zu bewältigen. Allerdings ist es auch hier wie mit allen behandlungstechnischen Regeln: Sie bieten eine Orientierung, die flexibel gehandhabt werden sollte. Es kann in manchen Momenten angebracht sein, eine eher zurückhaltende analytikerzentrierte Deutung anzubieten (»Sie haben mich sehr … erlebt«), während in anderen Augenblicken ein Vorgehen sinnvoll ist, das dem Patienten aufzeigt, was er in der Übertragungsbeziehung mit dem Analytiker macht.

> Eine Patientin versucht wiederholt, ihre Probleme (depressive Einbrüche mit suizidalen Krisen, Selbstverletzungen, Suchtverhalten) zu bagatellisieren, indem sie mich mit ihrer liebenswerten und temperamentvollen Seite zum Lachen verführen möchte und mich immer wieder als ihre eigentliche Mutter fantasiert:
>
> Analytikerin: »Sie sagen mir immer wieder, Sie hätten sich eine solche Mutter wie mich gewünscht. Dann wäre Ihr Leben anders verlaufen. Interessanterweise vermitteln Sie mir aber genau das Gegenteil, indem Sie das, was Sie hier in der Therapie von mir kriegen, nicht für sich nutzen, um mit Ihren Problemen besser fertig zu werden. Stattdessen provozieren Sie mich wiederholt und maximal, indem sie sich konsequent nicht an unsere Vereinbarungen halten. Das heißt, Sie bringen mich in die Position, in der ernsthaft über ein Ende der ambulanten Behandlung nachgedacht werden muss. Dann hätten Sie ja gar nichts mehr von mir.«

Am richtigen Umgang mit Deutungen scheiden sich in Bezug auf Borderlinetherapien die psychoanalytischen Geister. So beschränkt sich die näher an der intersubjektiven und relationalen Psychoanalyse orientierte Mentalisierungsbasierte Therapie (MBT) auf Klärungen, bis ein Patient fähig ist zu mentalisieren (vgl. Lohmer & Schultz-Venrath, 2020). Es wird explizit vor Übertragungsdeutungen gewarnt. Dies mag auch damit zu tun haben, dass die MBT ursprünglich für Pflegepersonal in psychiatrischen

Einrichtungen konzipiert wurde und nicht als stringentes störungsspezifisches Therapieverfahren wie etwa die Übertragungsfokussierte Psychotherapie für schwere Persönlichkeitsstörungen (Yeomans et al., 2017).

Die Gefahr, sich auf eine affektfokussierte explorative Fragetechnik zu beschränken, ohne eine Deutungshypothese folgen zu lassen, beinhaltet das Risiko, dass die aktuelle Beziehungsdynamik im therapeutischen Kontakt abgewehrt wird. Da Menschen ein allgemeines Interesse und Bedürfnis haben, das, was sie erleben, in einen Sinn- und Bedeutungszusammenhang mit anderen Menschen zu setzen, leuchtet es nicht ein, hier eine *prinzipielle* Warnung vor Deutungen auszusprechen, und nicht die Chance zu ergreifen, das Nachdenken, Verstehenwollen und Herstellen von Zusammenhängen mithilfe des schützenden therapeutischen Kontakts weiter anzuregen.

Wie dargestellt, sind klärendes Nachfragen und Exploration im Sinne des Nichtwissens in der Behandlung von schweren Persönlichkeitsstörungen ein *erster* wichtiger Schritt des Deutungsprozesses, gefolgt von taktvollem Aufgreifen widersprüchlicher, diskrepanter Aspekte im Verhalten oder Narrativ eines Patienten (Konfrontation). Vor allem Klärungsphasen dienen dazu, sich ein Bild über die innere Welt eines Patienten und dessen Probleme in der äußeren Realität zu machen.

Therapiestudien zeigen (vgl. Doering et al., 2010), dass sich im Rahmen von TFP-Behandlungen (Übertragungsfokussierte Psychotherapie) Mentalisierungsfähigkeit und reflexive Funktion signifikant verbessern. Studien zur Mentalisierungsfähigkeit (Buchheim & Diamond, 2018), in denen Bindungsinterviews als diagnostisches Instrument eingesetzt wurden, um den Zusammenhang zwischen Abwehrprozessen und Bindungsrepräsentationen zu evaluieren, haben ergeben, dass auch Bindungstraumata (*desorganisierter Bindungsmodus* und *unverarbeitetes Trauma*) durch Techniken der TFP in der Übertragungsbeziehung bearbeitet werden können und zur Integration disparater Selbst- und Objektrepräsentanzen führen. Das bedeutet, nicht nur die Deutungstätigkeit (Klären, Konfrontieren, Deuten) bewirkt integrative Prozesse, sondern auch eine *erhöhte Bindungsaktivierung* in der Übertragungsbeziehung (vgl. Buchheim et al., 2017; Levy et al., 2006; Fischer-Kern, 2015).

Regressionssteuernd versus regressionsfördernd: Modifizierungen in der Behandlung von Borderlinepathologien

Wie ist eine sinnvolle Arbeit *an* der Übertragung und *in* der Übertragungsbeziehung möglich? Betrachtet man die Geschichte des psychoanalytischen Borderlinekonzepts, so stand diese Frage stets im Zentrum notwendiger Modifikationen der Behandlungstechnik. Patienten kommen mit einer Übertragungsbereitschaft in die Behandlung. Während neurotische Patienten jedoch »zaghaft und vorsichtig ausloten, wie der Therapeut reagieren wird, wieviel sie ihm zumuten können«, während sie genau beobachten und wissen möchten, was sie zu erwarten haben (Bettighofer, 1998, S. 98), ist diese Fähigkeit zur Selbststeuerung bei schweren Persönlichkeitsstörungen beeinträchtigt. Aufgrund überwältigender Ängste und intensiver Affekte entsteht ein Szenario, in dem die beobachtenden Fähigkeiten des Ichs oft außer Kraft gesetzt sind und die Patienten förmlich in den Analytiker eindringen und diesen unbewusst, aber unmittelbar dazu auffordern, für Strukturierung und Grenzsicherung zu sorgen und unerträgliche abgespaltene Selbstzustände in sich aufzunehmen und zu halten.

Ein klassisch *regressionsförderndes* Setting im Dienst des Ichs zielt darauf ab, Patienten in Kontakt mit frühkindlichen Ängsten zu bringen und diese durchzuarbeiten, um neurotisch eingeengten Leidensdruck durch mehr psychische Flexibilität abzulösen. Voraussetzung hierfür ist ein »erwachsenes« Funktionieren im Leben außerhalb des psychoanalytischen Prozesses. Ist dies nicht gegeben oder geht diese Fähigkeit verloren (Ich-Schwäche), besteht die Gefahr, dass Patienten die illusorische Erwartung entwickeln, dass ihre kindhaften Bedürfnisse tatsächlich von dem Analytiker erfüllt werden. Auf diese Form der *malignen Regression* hat bereits Adolph Stern (1938) in seinem berühmten Aufsatz hingewiesen und daraus die Notwendigkeit einer Modifizierung des psychoanalytischen Vorgehens abgeleitet.

Aber auch der Analytiker muss in der Lage sein, regressives Erleben zuzulassen, gleichzeitig jedoch beobachtend am lebendigen therapeutischen Prozess teilhaben (therapeutische Ich-Spaltung). Diese Form der Wechselseitigkeit zwischen Patient und Analytiker ist, ähnlich dem inneren Erleben eines Patienten, ebenfalls kontinuierlich ablaufenden Assimilierungs- und Regulationsprozessen in der therapeutischen Beziehung unterworfen, in der beide Beziehungspartner um Aufrechterhaltung oder Wiederherstellung von Homöostase bemüht sind und gleichzeitig eine emotional bedeutungsvolle Beziehung aufbauen. Therapeuten versuchen sich ganz unmittelbar erst einmal auf ihre Patienten einzuschwingen, während sie gleichzeitig ihre Aufmerksamkeit auf den therapeutischen Prozess selbst richten.

Das therapeutische Beziehungsangebot im Rahmen einer klassischen psychoanalytischen oder psychodynamischen Therapie ist – durch die Zurückhaltung des Therapeuten noch verstärkt – auch das Angebot einer therapeutischen Regression, in der unbewusste Erlebnisse, Reaktionen, Wünsche, Einstellungen, Ängste in der Beziehung zum Analytiker lebendig werden sollen.

Dieses Beziehungsangebot kann für Patienten mit schweren Persönlichkeitsstörungen zu viel und zu überfordernd sein, auch wenn oder gerade weil sie sich ein intensives Beziehungsangebot wünschen, das jedoch zum *Ersatz* des Lebens außerhalb der Therapie zu werden droht.

Die Modifizierungen im Rahmen eines *regressionssteuernden* Settings orientieren sich an folgenden zentralen Elementen (vgl. Waldinger, 1987), die auch als grundsätzliche Prinzipien in TFP-Behandlungen Eingang gefunden haben (Yeomans et al., 2017):

- Aufbau eines stabilen Behandlungsrahmens mit expliziten Rahmenvereinbarungen
- eine eher aktive therapeutische Haltung, die sich jedoch am Prinzip der technischen Neutralität und gleichschwebenden Aufmerksamkeit orientiert
- ein haltender Raum für die Wut des Patienten, der eine »Wertschätzung« dieser Wut als wichtige Voraussetzung von Selbst- und Fremdschutz beinhalten kann, der allerdings von selbst- und fremdschädigendem Verhalten in konstruktivere Bahnen gelenkt werden muss
- klare Konfrontation mit selbstzerstörerischem Verhalten
- Herstellen einer Verbindung zwischen Gefühlen und Handlungen

- Setzen und Einhalten von Grenzen
- Wahrnehmung und Nutzung der Gegenübertragung für Interventionen
- der Fokussierung auf die Intervention im Hier und Jetzt

Die Frage, inwieweit ein psychodynamisches oder psychoanalytisches Setting verändert und angepasst werden muss, bemisst sich an den individuellen strukturellen Beeinträchtigungen eines Patienten. Mittlerweile existieren verschiedene evidenzbasierte, störungsspezifische und manualisierte Verfahren zur Behandlung von Borderlinepathologien. Die Mentalisierungsbasierte Therapie (MBT) zielt darauf ab, Patienten zu vermitteln, dass ihre Handlungen eine Wirkung auf andere Menschen haben. Durch die klare Exploration von Affekten, Emotionen und Gedanken soll das Verständnis für eigene Gedanken und Gefühle und dadurch implizit auch die Selbst-Objekt-Differenzierung gefördert werden.

Die Stärke der aus der Verhaltenstherapie abgeleiteten Dialektisch-Behavioralen Therapie (DBT) mit praktisch-übenden Techniken (Skillstraining) liegt in der Bewältigung selbstgefährdender Symptome (Selbstverletzung, Suizidalität etc.), in der Erhöhung der Stresstoleranz und der Achtsamkeit.

Die Stärke der aus der Psychoanalyse abgeleiteten Übertragungsfokussierten Therapie (TFP) liegt wiederum in einer verbesserten Beziehungsfähigkeit, in der Identitätssicherheit und in der dadurch bedingten strukturellen Veränderung bzw. Nachreifung, allen voran in den Bereichen Identität (vgl. Rentrop, in Lohmer, 2013).

»Die Grenzen der Seele abschreiten«: Behandlungsvereinbarungen und Grenzsetzungen

Die oft vielfältigen und tiefgreifenden Schwierigkeiten von Menschen, deren Persönlichkeit auf Borderlineniveau organisiert ist und die jeden Lebensbereich betreffen können – den Umgang mit sich selbst und dem eigenen Körper ebenso wie den Umgang mit anderen Menschen –, können etwas Überwältigendes haben. Hier bedarf es eines klaren therapeutischen Kompasses. Wie müssen die Bedingungen beschaffen sein, damit wir als Therapeuten möglichst angstfrei arbeiten, nachdenken und in einen sinnvollen therapeutischen Dialog treten können? Welche Therapieziele sind realistisch, wenn nahezu alle Möglichkeiten im Leben eines Patienten zerstört scheinen und sich Hilflosigkeit und Resignation breitmachen? Wie ist die äußere Lebenssituation hinter einer vermeintlich funktionierenden Fassade beschaffen? Was muss ein Patient ganz konkret unternehmen, um selbstzerstörerische Kräfte einzudämmen?

Es sei unmöglich, so der griechische Philosoph Heraklit, die Grenzen der Seele abzuschreiten. Sein Ausspruch verweist auf die Grenzenlosigkeit des Unbewussten und evoziert gleichzeitig vor unserem inneren Auge, ganz im Sinne eines dialektischen Bildes, ein umschriebenes Areal, eine Brache, ein Feld.

Dieses dialektische Bild scheint mir sehr geeignet, wenn es um die Frage geht, ob und, wenn ja, welche Leitplanken bis hin zu explizit grenzsichernden Maßnahmen in einer individuellen Behandlung sinnvoll und notwendig sind, um das gemeinsame therapeutische Arbeiten vor destruktivem Agieren zu schützen, Abbruchtendenzen vor allem in der Frühphase einer Behandlung zu verringern und eine mögliche Basis dafür zu schaffen, dass unerträgliche psychische und emotionale Zustände, die durch destruktives Verhalten externalisiert bzw. losgebracht werden sollen, zur Sprache kommen. An die Stelle des destruktiven Agierens in der äußeren Realität sowie in der Übertragungsbeziehung soll im Laufe der Zeit eine zunehmende Fähigkeit zur Reflexion treten (vgl. Radcliffe & Yeomans, 2019).

Das Abwägen, ob und in welcher Form eine ambulante Therapie infrage und zustande kommt, ist also in erster Linie davon abhängig, inwieweit die Fähigkeit eines Therapeuten aller Wahrscheinlichkeit nach herausgefordert sein wird, drohendes Agieren *containen* und *aktiv begrenzen* zu müssen (vgl. Schneider-Heine & Lohmer, 2013). Klare Absprachen können notwendig werden:

1. zu einem expliziten Krisenmanagement bei akuter und chronischer Suizidalität und/oder anderen selbst- und fremdschädigenden Verhaltensweisen;
2. zur Einbeziehung Dritter, zum Beispiel Familienangehöriger und Lebenspartner, aber auch in Form begleittherapeutischer Maßnahmen wie eine psychiatrisch-medikamentöse Behandlung, zur Anbindung an Fachambulanzen für Suchterkrankungen oder Essstörungen, Wohngruppen für junge Erwachsene u. Ä.;

3. zur verstärkten Berücksichtigung der äußeren Realität und des allgemeinen psychosozialen Funktionsniveaus. Dies betrifft vor allem die Reduzierung des sekundären Krankheitsgewinns und die Teilhabe an einer sinnvollen Tätigkeit. Langzeituntersuchungen zu Borderlineentwicklungen (vgl. Zanarini et al., 2011) haben gezeigt, dass eine stabile Einbindung in ein Arbeitsverhältnis bzw. in eine berufliche oder anderweitig sinnvolle und regelmäßige Tätigkeit, ein zentraler Faktor für einen günstigen Therapieverlauf ist. Eine Teilhabe am sozialen Leben soll das Risiko verringern, dass der therapeutische Kontakt zum einzigen Lebensinhalt eines Patienten wird und dies das Lernen aus Erfahrung unmöglich macht. In diesem Sinne kann auch ausgeprägtes Vermeidungsverhalten als Form der Selbstschädigung und möglicher Boykottierung therapeutischer Maßnahmen erachtet werden, wenn etwa ein chronischer sozialer Rückzug – im Sinne des Steiner'schen Konzepts der »Orte des seelischen Rückzugs« – zu zunehmender äußerer und innerer Isolierung, Leere und Depressivität führt.

Der wohlüberlegte und individuell an einen Patienten angepasste Umgang mit Rahmenbedingungen, Therapievoraussetzungen und Grenzziehungen gehört mittlerweile zum schulenübergreifenden therapeutischen Grundkonsens in der Arbeit mit schweren Persönlichkeitsstörungen (vgl. Lohmer, 2013). Das aktivere Vorgehen, das damit verbunden sein kann, verlangt sicherlich den psychoanalytisch sozialisierten Therapeuten die größte Veränderungsbereitschaft und Anpassungsleistung ab, wenn etwa der Therapeut von sich aus dysfunktionales Verhalten problematisiert und im Rahmen von Therapievereinbarungen zur Diskussion bis hin zu klar formulierten Bedingungen stellt. Sie sehen zum einen die technische Neutralität des Analytikers gefährdet, zum anderen das Prinzip der freien Assoziation. Dem muss jedoch die vielfach gemachte Erfahrung entgegengehalten werden, dass Deutungen von chronisch selbstschädigenden Verhaltensweisen allein keine Wirkung zeigen und zu keiner Verhaltensänderung führen.

Freie, aufrichtige und ungehinderte Kommunikation (»freies Assoziieren«) wiederum ist ein Grundprinzip psychoanalytischpsychodynamisch orientierter Psychotherapie. Erfahrungsgemäß können wir nicht davon ausgehen, dass Patienten der Aufforderung, alles auszusprechen, was ihnen durch den Kopf geht, anstandslos nachkommen. Im Idealfall entwickelt sich diese Form der Kommunikation in einem therapeutischen Kontakt. Dann gibt es Patienten, die diese für sie vollkommen neue Form der Kommunikation erst erlernen müssen. Das bedeutet also, dass wir über weite Strecken erst einmal nichts darüber wissen oder erfahren, wie eine Patient mit sich und seinen inneren Objekten ringt, um beispielsweise ein heftiges Gefühl der Verlassenheitsangst, der Kränkung oder der absoluten Nichtigkeit in Verbindung mit mörderischem Hass zu regulieren, bis am Ende womöglich eine destruktive Impulshandlung steht: ein nächtlicher Anruf, in dem wütend der Abbruch der Therapie angekündigt, ein Suizidversuch unternommen oder sich bis zum Vollrausch betrunken wird.

In einer Gegenüberstellung von Übertragungsfokussierter Therapie für Persönlichkeitsstörungen und Vertretern der kleinianischen Therapie (in diesem Fall im Rahmen der »Tavistock Adult Depression Study«, Fonagy et al., 2015) werfen Jonathan Radcliffe und Frank Yeomans (2019) die interessante Frage auf, wann ein Therapeut »eingreift«, also die technische Neutralität verlässt. Während TFP-Therapeuten in der Tat bereits im Vorfeld einer Therapie sehr viel stärker die äußere Realität und die notwendige Verhaltensänderungen explizit ins Spiel bringen, also aktiver vorgehen, kam es im Rahmen der vorgestellten Studie, die dem Tavistock Study Manual (Taylor, 2011) folgte, erst dann zu aktivem Eingreifen seitens der Therapeuten, »wenn der Patient zusammenbricht und gefährlich wird oder sich unfähig zur Zusammenarbeit erweist« (Radcliffe & Yeomans, 2019, S. 9).

> Eine ärztliche Kollegin stellt in einer Supervisionsgruppe einen Patienten vor, den sie seit mehreren Jahren in Behandlung habe, mit dem es aber nicht recht weitergehe. Vielmehr habe sie den Eindruck, etwas laufe mehr und mehr aus dem Ruder. Der Patient tauche seit einiger Zeit wiederholt in der Nähe ihres Wohnortes auf. In den Therapiesitzungen rücke er ihr zunehmend »auf die Pelle«, fixiere sie mit seinen Blicken und mache unverhohlen sexualisierte Andeutungen. Sie müsse zugeben, dass sie Angst habe. Nun

überlege sie, ob eine Umwandlung der bislang eher supportiven Therapie in eine TFP-Behandlung nicht sinnvoll sei. Sie habe den Eindruck, sie brauche dringend einen klareren Rahmen.

Die Gruppe zeigte sich beunruhigt. Aufgrund der Vorgeschichte des Patienten und der bisherigen Übertragungsentwicklung gab es ernstzunehmende Hinweise darauf, dass unter dem Eindruck intensiver sexueller Fantasien und Impulse, die der Patient bislang ausschließlich mit Prostituierten gelebt hatte, seine Ich-Grenzen und somit auch seine Realitätsprüfung immer wieder deutlich beeinträchtigt waren.

Die Therapeutin hatte bislang durchaus auf Regeln und Grenzen einer therapeutischen Beziehung hingewiesen, hatte aber den Eindruck, dass ihre Grenzsetzung den Patienten – im Sinn einer perversen sadomasochistischen Objektbeziehung – nur noch mehr erregte. Sie fühlte sich gefangen in einem perversen Szenario, das sie anekelte und aus dem sie sich befreien wollte. Dann wieder befielen sie konkrete Ängste, der Patient könne sie physisch attackieren und überwältigen.

Es ging also um die Frage, ob und in welcher Form diese Behandlung, die in bestimmten Bereichen deutliche Fortschritte erzielt hatte – etwa dem einer stabilen beruflichen Tätigkeit und finanziellen Unabhängigkeit von einer als sehr dominant gezeichneten Mutter –, fortgeführt werden konnte. Es ging auch um die Frage einer Settingänderung mit klaren Absprachen zum Verhalten des Patienten.

Die spontane Reaktion in der Gruppe war ein heftiger Impuls der Ausstoßung, das heißt, die Therapie zu beenden, und zwar ganz offensichtlich, um sich von unerträglichen Gefühlen der Angst, des Ekels und der diffusen Bedrohung, die in der Luft lag, zu befreien. Das lehnte die Therapeutin ab. Sie wollte den Patienten nicht fallen lassen. Gleichzeitig war ihr unter den aktuellen Bedingungen bewusst, dass sie aufgrund ihrer Angst nicht mehr in der Lage war, klar zu denken, also das Verhalten des Patienten, dessen Bedeutung für die Regulierung seines Gleichgewichts (Abwehrbedeutung) sowie ihre Gegenübertragung in Bezug zu setzen zu unbewussten Fantasien des Patienten und unbewussten reaktivierten Objektbeziehungen.

Wir vereinbarten, dass sie dem Patienten zum einen ein psychiatrisches Konsil bei einem Kollegen vorschlagen würde, um eine nochmalige diagnostische Einschätzung vorzunehmen; zum anderen, dass sie sein grenzüberschreitendes Verhalten offen problematisieren sollte, um in einem weiteren Schritt die Rahmenbedingungen ihrer zukünftigen Zusammenarbeit neu festzulegen. Dazu würde gehören, es nicht zu akzeptieren, wenn er weiterhin in ihren Privatbereich eindringen würde, und dass er dies ab sofort zu unterlassen habe. Darüber hinaus würde sie die Sitzungen auf Video aufnehmen, um sie ausbildungsbegleitend in der Supervisionsgruppe zu besprechen.

Der Patient reagierte mit einer Mischung aus Verärgerung und Trivialisierung seines Verhaltens. Die »Verhandlungen« zogen sich über Monate. Die Supervisionsgruppe erwies sich immer wieder als wichtiger »Container« und »Spiegel« für die Therapeutin, um ihr aufzuzeigen, wie schwer es ihr selbst fiel, sich aus dem exklusiv-dyadischen Übertragungsangebot der allmächtig-rettenden Therapeutin zu lösen, um eine dringend notwendige Triangulierung zuzulassen (in Form klarer Absprachen, die bei Nichteinhalten Konsequenzen haben würden). Dies war bedingt durch die tiefsitzende Angst, der Patient könne sie tatsächlich attackieren und »zerstören«, wenn sie sich ihm und seiner omnipotenten Kontrolle *nicht* unterwerfen würde, was zu Lähmung und Stillstand des therapeutischen Prozesses führte.

Für die Therapeutin war das Ringen mit dem Patienten um neue Rahmenbedingungen – die letztlich etabliert werden konnten – ein wichtiger Lernprozess hinsichtlich der eigenen Ambivalenz. Supportiv arbeitende Therapeuten haben oft eine große Scheu, wichtige Grenzsetzungen vorzunehmen, die dazu dienen, die eigene Arbeitsfähigkeit zu gewährleisten. Sie erleben sich als übermäßig harsch oder gar grausam dem Patienten gegenüber. In aller Regel erliegen sie jedoch der omnipotenten Kontrolle durch den Patienten, mit dessen Hilfe die bewusste Konfrontation mit ängstigenden Gefühlen, Fantasien und Impulsen in Schach gehalten werden soll. Manche psychoanalytisch arbeitenden Kollegen wiederum sehen in der Einbeziehung der äußeren Realität einen generellen Störfaktor für die Übertragungsbeziehung. Vor allem bei Patienten, die nicht durch eine lärmende Symptomatik oder Charakterstruktur auffallen, kann ein »leerer Lebensstil«, also ein Mangel an »sinnvollen Investitionen« in Freundschaften, Liebesbeziehungen oder Arbeit (Buchheim, 2019), chronische Formen der Selbstsabotage und Ablehnung von Eigenverantwortung annehmen.

Klare Grenzsetzungen, eindeutige Rahmenbedingungen und realistische Behandlungsziele in den Behandlungen sind Teil eines therapeutischen Prozesses. Sie können sich im Vorfeld einer Therapie aufgrund der manifest schädigenden Symptomatik förmlich aufdrängen. Sie können aber auch in einer bereits laufenden Behandlung relevant werden, wenn bis dahin nicht benannte Symptome eine Rolle spielen, die die Therapie zu unterminieren drohen.

Psychotherapeuten würden schulenübergreifend darin übereinstimmen, dass der konsequenten Bearbeitung emotionaler Instabilität und Impulsivität, die sich in Form von selbst- und/oder fremdschädigendem Verhalten zeigt (Selbstverletzungen, Suizidalität, Suchtverhalten, Essstörungen, aber auch Stalking, Internetterror u. Ä.) eine zentrale Rolle zukommt (vgl. Lohmer, 2013). Klinische Erfahrung und empirische Überprüfung im Rahmen von randomisierten kontrollierten Therapiestudien seit den 1990er Jahren (vgl. Doering et al., 2010; Stoffers et al., 2012) lehren, dass schulenspezifische Alleinvertretungsansprüche nicht gerechtfertigt sind, sondern dass im therapeutisch-klinischen Alltag die Kooperation zwischen den einzelnen störungsspezifischen Ansätzen geboten sein kann. Dies betrifft vor allem Patienten mit Verhaltensexzessen und zur Chronifizierung neigenden Selbst- und/oder Fremdschädigung.

Im therapeutischen Alltag obsiegen hier mittlerweile immer häufiger ideologiefreier Realismus und Pragmatismus, die die jeweilige regionale Versorgungslage im Auge haben müssen, aber gleichzeitig zu wertvollen Synergieeffekten führen können. Dies gelingt dann, wenn auf der Basis einer validen strukturellen Diagnose (vgl. Kernberg, 1998; Hörz & Doering, 2012) entschieden wird, welcher störungsspezifische Ansatz bei welchen Patienten in welcher Phase am sinnvollsten erscheint bzw. wie ein Gesamttherapieplan entwickelt werden kann.

Therapeuten müssen sich selbst aufrichtig befragen, wie ihre allgemeinen, aber auch aktuellen inneren und äußeren Grenzkoordinaten beschaffen sind, wenn es darum geht, sich für oder gegen einen bestimmten Patienten zu entscheiden. Versorgungs-, Erfolgs- und Leistungsdruck im Rahmen von Psychotherapieausbildungen, die Schwierigkeit, »Nein« zu sagen, großes Mitgefühl, das sich angesichts der oft erschütternden Lebensgeschichten unmittelbar einstellt, aber auch mehr oder weniger chronische blinde Flecken in der Gegenübertragung können die innere Flexibilität einschränken, die für die Entscheidung notwendig ist.

Das Fremdeln mit der Aggression

Viele Borderlinepatienten (und manche Therapeuten) haben die Fantasie, wenn sie ausreichend Verständnis und Halt in einer Therapie erführen sowie Einfühlung in ihre oft traumatische und schwierige Vorgeschichte, dann sei die Lösung ihrer vielfältigen Probleme nicht weit. Das ist nicht unbedingt der Fall, wenn es um eine dauerhafte Transformation schwer erträglicher psychischer Zustände geht, mit anderen Worten, um strukturelle Nachreifung und die Integration voneinander abgespaltener, dissoziierter Segmente und der damit verbundenen negativen Affekte. Wir wachsen an den Grenzen.

Interessanterweise wird diese Einschätzung in der Diskussion um unterschiedliche therapeutische Herangehensweisen manchmal als willentliche Einfühlungsverweigerung missinterpretiert. Dies verweist auf ein typisches Moment in der Übertragungs-Gegenübertragungsdynamik, nämlich das der *Kollusion*: Intensiv und überaus rasch reaktivierte Übertragungswünsche nach einem omnipotenten, rettenden, nur verständnisvoll-einfühlsamen therapeutischen Objekt treffen auf eine ebenso rasche Gegenübertragungsbereitschaft im Therapeuten, sich mit den hilflos-gequälten Selbstanteilen eines Patienten zu identifizieren. Diese Bereitschaft, das omnipotente Rollenangebot anzunehmen, kann so weit gehen, dass ein Therapeut davon überzeugt ist, nur er allein sei in der Lage, einen Patienten zu verstehen und ihm zu helfen.

Die davon abgespaltenen Anteile – durchdrungen von intensiven negativen Affekten wie tiefes Misstrauen und Hass, aber auch Ekel und Verachtung – verschwinden aus der bewussten Wahrnehmung, ja werden nicht einmal mehr theoretisch bedacht oder scheinen wie »vergessen«. Aufseiten des Patienten ist die unbewusste Motivation die *Aufrechterhaltung der Spaltung*, um die nur-guten Segmente im inneren Erleben, aber auch das therapeutische Objekt und seine Beziehung zu ihm vor einer Überwältigung durch die schlechten/aggressiven Anteile zu bewahren. Seitens des Therapeuten ist es eine mehr oder weniger bewusste *Gegenübertragungsangst*, sich den intensiven negativen Aspekten in der Übertragung ausgesetzt zu sehen. Es findet auch eine Art Spaltung im Therapeuten statt. Dass traumatische Objektbeziehungen häufig perverse Objektbeziehungsfantasien und -inszenierungen implizieren und affektiv/emotional auf intensive Art und Weise in einer therapeutischen Übertragungssituation erneut in Szene gesetzt werden, kann eine immense Belastung sein, als Zumutung erlebt werden und intensive Gegenübertragungswiderstände und Gegenübertragungsängste auslösen.

Diese Form eines potenziell chronischen Gegenübertragungswiderstands in der therapeutischen Arbeit mit Borderlinepathologien bezeichne ich als »Fremdeln mit der Aggression«. Es widerspricht unserem Selbstbild, uns eingestehen zu sollen, dass wir nicht nur als »nur-gutes« und hilfreiches therapeutisches Objekt wirksam sind. Und es widerstrebt unseren eigenen unbewussten Schuldgefühlen und Wiedergutmachungsbestrebungen gegenüber den inneren beschädigten oder zerstörten Objekten in uns selbst. Denn es bedeutet, sich erneut mit eigenen antisozialen Tendenzen, intensiven negativen Gefühlen wie Hass, Verachtung, Ekel, Mordimpulsen, sadistischen Fantasien, Machtgelüsten, Neid oder aber archaischen Ängsten auseinandersetzen zu sollen und zu müssen. Je komplexer die Traumatisierungen, desto größer ist das Risiko, die subtilen, dissoziierten (abgespaltenen) selbst- und fremd-destruktiven Segmente im Erleben und Verhalten eines Patienten, die eine Gefahr für die therapeutische Zusammenarbeit darstellen können, zu übersehen, zu rationalisieren oder aber aus Angst vor emotionaler Überwältigung »nicht wissen« zu wollen.

> Eine junge Kollegin berichtet von einem Patienten, der ihr immer wieder erzähle, er surfe nachts stundenlang im Darknet. Als ich sie frage, auf welchen Seiten er genau unterwegs sei, antwortet sie mir offenherzig: »Das weiß ich nicht. Das will ich auch gar nicht wissen. Ich will mir nicht vorstellen, was er da macht.«

Hier findet eine Kollusion statt, basierend auf projektiven Identifizierungen und Spaltungsprozessen eines Patienten, aber auch auf persönlichen Gegenübertragungswiderständen in der Therapeutin. Verhalten, das die Therapie gefährdet oder unterminiert, entspringt tiefsitzenden Widerständen oder Abwehrbewegungen und hat als solches eine Übertragungsbedeutung.

> Nach dem Überfall Russlands auf die Ukraine entspann sich in einer osteuropäischen Supervisionsgruppe eine Debatte darüber, wie die Überlegung einer Patientin von Mitte 30 einzuordnen sei, aufgrund der verschlechterten Wirtschaftslage für einen Escortservice zu arbeiten. Die sehr gut aussehende Frau mit einer komplex traumatisierenden Vorgeschichte stieß mit ihrem Vorschlag auf ein geteiltes Echo. Ist Sexarbeit angesichts einer sehr schwierigen Situation auf dem offiziellen Arbeitsmarkt eine vertretbare Option? Inwieweit werden wir als Therapeuten in eine moralisierende Überich-Haltung gebracht, die uns vorschnell urteilen lässt, bevor wir ausreichend verstanden haben? Oder ist das Verhalten der Patientin als selbstschädigend zu interpretieren, das der Reinszenierung einer traumatischen Objektbeziehung dient?
>
> Da es Hinweise darauf gab, dass sich auch die Mutter der Patientin prostituiert hatte und die Patientin selbst missbraucht worden war, schien die Identifizierung mit dem Aggressor förmlich ins Auge zu springen. Die Patientin verwandelte Passives in Aktives, drehte den Spieß sozusagen um, um nun ihrerseits in eine Position der Macht und (sexuellen) Dominanz zu gelangen.
>
> Für die Therapeutin ergab sich die schwierige Frage, welche Bedeutung es hatte, ihrerseits womöglich über Prostitution finanziert zu werden. Da Psychotherapie im Kran-

kenkassensystem keine gesetzlich verankerte Leistung war, mussten die Therapiestunden privat bezahlt werden. Geld und damit auch die Bezahlung der Therapie hatten jedoch bereits vor dem Krieg immer wieder ein großes Problem dargestellt; die Patientin hatte regelmäßig Schulden bei der Therapeutin gemacht, sodass die Weiterführung der Behandlung wiederholt gefährdet war. Es war also dringend geboten, genau zu klären, welche Bedeutung Geld in der äußeren Realität, aber auch in der inneren Objektbeziehungswelt der Patientin spielte und wie diese Bedeutungen und die damit verbundenen unbewussten Fantasien in der therapeutischen Beziehung in Szene gesetzt wurden.

Durch taktvolles Konfrontieren mit zahlreichen Widersprüchen in den Darstellungen der Patientin, die auch Lügen miteinschlossen, konnte die Therapeutin herausarbeiten, dass die Patientin seit mehreren Jahren an verschiedenen Stellen Schulden angehäuft hatte. Bekannte liehen ihr längst kein Geld mehr, um ihren ansprüchlichen und luxuriösen Lebensstil zu finanzieren. Die Schwierigkeit, eine Ausbildung abzuschließen oder Arbeit zu finden, war ihrem narzisstischen Größenselbst geschuldet, das sie stets in einer »besonderen« Position sah: als Tänzerin, Schauspielerin oder in Leitungsfunktion in »irgendeiner« Firma.

Unbewusst schien die Patientin von der Überzeugung zu leben, ein Anrecht auf umfassende Versorgung und Wiedergutmachung zu haben. Andere sollten »bezahlen«. Die affektive Verbindung zwischen diesem Größenselbst und der Welt war auf der einen Seite berechnender Neid, auf der anderen Seite Verachtung für all jene, die nicht auf Kosten anderer lebten und in Anbetracht der schwierigen Lage genötigt waren, sich einzuschränken. Im therapeutischen Kontakt waren an der Oberfläche eher die sehr kindlich-verunsicherten Selbstanteile der Patientin sichtbar, die allerdings auch eine deutlich verführerisch-manipulative Note hatten. Abgewehrt wurde jedoch eine Dyade mit umgekehrten Rollen: Die Therapeutin fand sich wiederholt in einer hilflos-ausgelieferten Beobachterposition wieder, in der sie ohnmächtig mit zusehen musste, wie sich die Patientin in gefährliche Situationen begab und sich nicht bereit zeigte,

> ihre Ansprüchlichkeit und ihre Geldprobleme ernsthaft zu explorieren.

Dieses sadomasochistische Übertragungsmuster und perverse Beziehungsarrangement, das sich in voneinander abgespaltenen Objektbeziehungsdyaden reinszenierte, ist charakteristisch für komplex traumatisierte Borderlinepatienten. Tiefes Mitgefühl und Erschütterung über das, was ihnen angetan wurde, kann den Blick einseitig auf die Identifizierung und Internalisierung der ausgeliefert-hilflosen Selbstaspekte legen. Dass eine Identifizierung mit den hasserfüllt-sadistischen und triumphal-lustvollen Aspekten und den damit verbundenen Affekten ebenso stattfindet und in zwischenmenschlichen Beziehungen reinszeniert werden kann, hat für manche Therapeuten etwas sehr Beängstigendes. Sie wagen es dann kaum, tief verstörende und archaische Gefühle im Menschen näher zu explorieren. Stattdessen können starke Rettungsimpulse und stellvertretende Wiedergutmachungswünsche dazu führen, dass »das Gute« förmlich aufgezwungen wird und den Eindruck einer therapeutischen Zwangsernährung erhält.

> Eine Patientin brach einen stationären Aufenthalt vorzeitig ab und berichtete, dass sie es nicht mehr ausgehalten habe, ständig von Täter-Opfer reden zu müssen. Ihre Einzeltherapeutin habe ihr nahegelegt, Anzeige gegen ihre Eltern zu erstatten. Sie wisse, dass viel Schlimmes passiert sei, aber das sei alles »nicht so entweder-oder«. Als die Therapeutin in einer Stunde angefangen habe zu weinen, habe sie gewusst: »Das hilft hier nicht.«

Übertriebene »Triggerwarnungen« befördern eher eine neurotische Aggressionshemmung und Vermeidungsverhalten, aber nicht die Fähigkeit, manch unschönen Dingen ins Gesicht zu sehen und zu erkennen, dass es der Zugang zur eigenen Aggression und Destruktivität ist, der uns in die Lage versetzt, reale Gefahren und böse Absichten besser und schneller zu erkennen und einzuschätzen sowie daran anschließend notwendige Grenzziehungen vorzunehmen.

Ein therapeutisches Selbstverständnis, das auf der Vorstellung basiert, als »nur gutes« Objekt wirksam sein zu können – also die

Bearbeitung negativer Übertragungen und mit negativen Gegenübertragungen umgehen zu können – trägt zur Aufrechterhaltung abgespaltener Fantasien und Affekte im Erleben des Patienten bei, vor allem Hass, tiefes Misstrauen, Schuldgefühle und unerträgliche Scham. Viele Therapien mit komplex traumatisierten Patienten, deren Persönlichkeitsstruktur auf einem eher niedrigen Niveau angesiedelt ist, dauern oft nicht lange genug, um diesen abgespaltenen Segmenten und Affekten genügend Raum zu geben und zu erkennen, wo sie im Leben und in den Beziehungen eines Patienten destruktiv ihre Wirkung entfalten.

Borderlineentwicklungen und die Grenzen des Machbaren

> Als die Kinder- und Jugendlichentherapeutin, von der bereits in der Einleitung die Rede war, ihre 14-jährige Patientin von der akutpsychiatrischen Station entließ, verabschiedete sie sie mit den wohlmeinenden Worten: »Ich hoffe, Du kannst gute und liebe Beziehungen in Deinem Umfeld nutzen.« Darauf habe die Patientin emotionslos geantwortet: »Das ekelt mich an.« In der Nachbesprechung beschreibt die junge Kollegin nachdenklich ihre Reaktion: »Mein erster Gedanke war: Da, wo meine Welt aufhört, beginnt die Welt der Patientin. Es ist ein schwarzes Loch.«

Menschliches Denken und Handeln unterliegen zeitlebens einem beständigen Oszillieren zwischen projektiven und introjektiven Bewegungen. In angespannten Situationen versuchen wir mehr oder weniger stark, Unliebsames und schwer Erträgliches zu externalisieren oder projektiv im Gegenüber unterzubringen, um uns vorübergehend zu entlasten. Die Ängste, wie sie für die depressive Position charakteristisch sind – allen voran, das gute Objekt und seine Liebe zu verlieren –, müssen ein Leben lang immer wieder durchgearbeitet werden. Wie wir gesehen haben, ist es ein wünschenswertes Entwicklungs- und Therapieziel in der Therapie von Borderlinepatienten, abgespaltene und dissoziierte Selbst- und Objektanteile bzw. paranoid-schizoide Ängste so zu integrieren, dass die Getrenntheit von Selbst und Objekt ertragen werden kann, ohne dass Verfolgungs- und Verlustängste überhandnehmen und destruktiv abgewehrt/agiert werden müssen oder aber zum psychischen Stillstand führen.

Inwieweit tatsächlich strukturelle Reifungsprozesse nachträglich angestoßen werden können, ist davon abhängig, ob und inwieweit Patienten in der Lage und bereit sind, den Übergangsraum der gemeinsamen Reflexion mit einem Therapeuten zu schaffen und für sich zu nutzen. Aus Agieren soll Nachdenken werden. Dem Wunsch nach *Verstandenwerden* muss der Wunsch nach *Verstehenwollen* folgen, um Verantwortung für das eigene Leben zu übernehmen. An dieser Hürde scheitern immer wieder Borderlinetherapien. Schwerer sekundärer Krankheitsgewinn, ein chronisches selbstdestruktives oder parasuizidales Verhalten sowie ein ausgeprägtes antisoziales Verhalten, das mit psychopathischen Übertragungsmustern einhergeht, sind wichtige Hinweise auf eine ungünstige Prognose. Dazu zählt etwa chronisch täuschendes und unehrliches Verhalten dem Therapeuten gegenüber.

Ein wichtiger Synergieeffekt wäre womöglich gegeben, wenn sich schulenübergreifend das Konzept sowie die strukturellen Diagnosen der Borderline-Persönlichkeits*organisation* durchsetzten. So ließe sich der grassierende diagnostische Overkill vermeiden, auf den man nicht selten in Kliniken trifft und bei dem sich aus diagnostischer Ratlosigkeit eine deskriptive Persönlichkeitsstörungsdiagnose an die andere reiht, ohne dass dies noch Aussagekraft für die strukturellen Defizite eines Patienten daraus ableitbare sinnvolle therapeutische Strategien hätte. Man trifft nach wie vor auf den hartnäckigen Versuch, Symptome und Verhalten eines Patienten eins zu eins in eine rein deskriptiv-phänomenologische Diagnose zu übersetzen, obwohl längst bekannt ist, dass sich bestimmte Persönlichkeits-, Charakter- oder Temperamentsmerkmale ab einem bestimmten Punkt nur noch sehr artifiziell voneinander abgrenzen lassen, dass es viele »natürliche« Überschneidungen gibt und dass das verbindende Element die unflexible *Organisation* und *Regulation* bzw. *Struktur* der Persönlichkeit ist.

Die Arbeit mit Borderlinepatienten, die auf der Verhaltensebene gravierende Probleme haben, lehrt vielfach, die Grenzen des eigenen therapeutischen Handelns immer wieder realistisch zu überprüfen und Alleinvertretungsansprüche bestimmter therapeutischer Schulen – auch der eigenen – infrage zu stellen. Die seit den 1990er Jahren entstandenen verschiedenen störungsspezifischen Verfahren zur Behandlung der Borderlinestörung wurden auch deshalb manualisiert, um mithilfe operationalisierter Konzepte die empirische Überprüfung im Rahmen der Psychotherapieforschung zu ermöglichen. Diese störungsspezifischen Verfahren beziehen sich auf die klassische emotional-instabile Persönlichkeit vom Borderlinetypus mit der prototypischen Symptomatik von affektiver und emotionaler Dysregulation.

Entsprechende Studien zum Langzeitverlauf weisen darauf hin, dass die klassische Borderlinesymptomatik *weniger* zeitlich überdauernd ist als bislang angenommen. Psychosoziale Beeinträchtigungen hingegen bleiben langfristig bestehen (Gunderson et al., 2011). Das gilt erfahrungsgemäß vor allem für anhaltende Schwierigkeiten in Liebesbeziehungen und Partnerschaften. Eine gewisse Stabilisierung nach dem 45. Lebensjahr (die Störung »wächst sich aus«) kann eintreten, allerdings kann der Wegfall narzisstischer »Pseudostabilisierungen« (Ausscheiden aus dem Berufsleben, nachlassende Libido, Langzeitfolgen von Suchtverhalten etc.) zu erhöhtem Leidensdruck und erneuten Destabilisierungen nach dem 65. Lebensjahr führen (Adams, 2000).

Die guten Ergebnisse, die die Übertragungsfokussierte Psychotherapie in drei vergleichenden Therapiestudien erzielt hat (Buchheim et al., 2017; Clarkin et al., 2007; Doering et al., 2010; Fischer-Kern et al., 2015), kann als ermutigender Hinweis gelten, den Anwendungsbereich dieses modifizierten psychoanalytischen Verfahrens auf weitere Bereiche der schweren Persönlichkeitspathologien auszudehnen. Dazu zählen der pathologische Narzissmus (Diamond et al., 2022), bestimmte Formen der Antisozialen Persönlichkeitsstörung (vgl. Dulz et al., 2017), aber auch Störungen, die durch schwere depressive, schizoide und paranoide Zustände gekennzeichnet sind.

Literatur

Aichhorn, A. (1931): *Verwahrloste Jugend. Die Psychoanalyse in der Fürsorgeerziehung. Zehn Vorträge zur ersten Einführung* (2. Auflage). Leipzig, Wien, Zürich (Internationaler Psychoanalytischer Verlag).

Aichhorn, A. (2018): *Verwahrloste Jugend*. Intank publishing.

Aichhorn, T. (Hrsg.). (2019): *Dissoziale Kinder und Jugendliche. Zur Aktualität von August Aichhorn*. Frankfurt a. M. (Brandes & Apsel).

Alexander, F. G. & Selesnick, S. T. (1966): *The History of Psychiatry. An Evaluation of Psychiatric Thought and Practice from Prehistoric Times to the Present*. New York (Harper & Row).

American Psychiatric Association (2015): *Diagnostisches und Statistisches Manual Psychischer Störungen DSM-5*. Göttingen (Hogrefe).

Balint, M. (1970): *Therapeutische Aspekte der Regression. Die Theorie der Grundstörung*. Stuttgart (Klett-Cotta).

Bateman, A. & Fonagy, P. (2006): *Psychotherapy for Borderline Personality Disorder. Mentalization-based treatment*. Oxford (Oxford University Press).

Berner, W. (2017): *Perversion*. Gießen (Psychosozial-Verlag).

Bettighofer, S. (1998): *Übertragung und Gegenübertragung im therapeutischen Prozeß*. Stuttgart (Kohlhammer).

Bion, W. R. (1990): *Lernen durch Erfahrung*. Frankfurt a. M. (Suhrkamp).

Bion, W. R. (1997): *Transformationen*. Frankfurt a. M. (Suhrkamp).

Blum, H. (1974): The Borderline Childhood of the Wolf Man. *Journal of the American Psychoanalytic Association*, *22*(4), 721–742.

Bollas, C. (2021): *Three Characters. Narcissist, Borderline, Manic Depressive*. Bicester (Phoenix Publishing).

Bott Spilius, E. (Hrsg.). (1990): *Melanie Klein Heute. Entwicklungen in Theorie und Praxis (Bd. 1). Beiträge zur Theorie*. München (Verlag Internationale Psychoanalyse).

Bott Spilius, E. (Hrsg.): *Melanie Klein Heute. Entwicklungen in Theorie und Praxis (Bd 2). Anwendungen*. Stuttgart (Verlag Internationale Psychoanalyse).

Bott Spillius, E., Milton, J., Garvey, P., Couve, C. & Steiner D. (2011): *The New Dictionary of Kleinian Thought*. London & New York (Routledge).

Buchheim. A. (2011): Borderline-Persönlichkeitsstörung und Bindungserfahrungen. In: B. Dulz, S. C. Herpertz, O. F. Kernberg & U. Sachsse (Hrsg.).

Handbuch der Borderline-Störungen (S. 158–167). Stuttgart (Schattauer).

Buchheim, A. (2017): Therapieverfahren zur Behandlung von Borderline-Persönlichkeitsstörungen aus Sicht der Bindungsforschung. Persönlichkeitsstörungen. *PTT – Persönlichkeitsstörungen: Theorie und Therapie, 21*(1), 47–55.

Buchheim, A. (2018): *Bindungsforschung und psychodynamische Psychotherapie*. Göttingen (Vandenhoeck & Ruprecht).

Buchheim, P. (2019): Die Übertragungsfokussierte Psychotherapie (Transference-Focused Psychotherapy – TFP) nach Kernberg. State of the Art. *PTT – Persönlichkeitsstörungen: Theorie und Therapie, 23*(4), 271–287.

Caligor, E., Diamond D., Yeomans, F.E. & Kernberg, O.F. (2009): The Interpretative Process in the Psychoanalytic Psychotherapy of Borderline Personality Pathology. *Journal of the American Psychoanalytic Association, 57*(2), 271–301.

Clarkin, J.F., Yeomans, F.E. & O.F. Kernberg (2008): *Psychotherapie der Borderline-Persönlichkeit. Manual zur psychodynamischen Therapie*. Stuttgart (Schattauer).

Clarkin, J.F., Cain, N.M. & Lenzenweger, M. (2018): Advances in transference-focused psychotherapy derived from the study of borderline personality disorder: clinical insights with a focus on mechanism. *Current Opinion in Psychology*, 21, 80–85.

Clarkin, J.F., Petrini, M. & Diamond, D. (2019): Complex depression. The treatment of major depression and severe personality pathology. *J Clin Psychol, 75*(5), 1–10.

Cleckley, H. (1941): *The Mask of Sanity. An Attempt to Clarify Some Issues About the So-Called Psychopathic Personality*. Brattleboro/Vermont (Echo Point Books and Media).

Conci, M. & Mertens, W. (2016): *Psychoanalyse im 20. Jahrhundert. Freuds Nachfolger und ihre Beiträge zur modernen Psychoanalyse*. Stuttgart (Kohlhammer).

Crepaldi, G. (2018): *Containing*. Gießen (Psychosozial-Verlag).

David, C. & Fain, M. (1963): Aspects fonctionels de la vie onirique. *Rev Franc Psychanal*, 27, S. 241–343.

Davis, K.L. & Pankseep, J. (2018): *The Emotional Foundations of Personality*. New York/London (W.W. Norton & Company).

DeBianchedi, E.T., Etchegoyen, R.H., Ungar deMoreno, V., Nemas DeUrman, C. & Zysman, S. (2003): Erna and Melanie Klein. *Int J Psychoanal, 84*(6), 1587–1603.

Diamond, D., Yeomans, F.E., Stern, B.L. & Kernberg, O.F. (2022): *Treating Pathological Narcissism with Transference-Focused Psychotherapy*. New York (Guilford Press).

Duda, S. (1992): Bertha Pappenheim (1859–1936). Erkundungen zur Geschichte der Hysterie oder »Der Fall Anna O.«. In: Duda, S. & Pusch, L.F. (Hrsg.), *Wahnsinnsfrauen* (S. 123–145). Frankfurt a.M. (Suhrkamp).

Dulz, B., Herpertz, S.C., Kernberg, O.F. & Sachsse, U. (2011): *Handbuch der Borderline-Störungen* (2. Auflage). Stuttgart (Schattauer).

Dulz, B., Briken, P., Kernberg, O.F. & Rauchfleisch, U. (2017): *Handbuch der Antisozialen Persönlichkeitsstörung*. Stuttgart (Schattauer).

Dulz, B., Lohmer, M., Kernberg, O.F., Wlodarczyk, O. & Dammann, G. (2022): *Borderline-Persönlichkeitsstörung. Stationäre Übertragungsfokussierte Psychotherapie*. Göttingen (Hogrefe).

Dulz, B. Benecke, C. & Richter-Appelt, H. (2009): *Borderline-Störungen und Sexualität. Ätiologie – Störungsbild – Therapie*. Stuttgart (Schattauer).

Ebrecht, A. (2003): *Die Seele und ihre Normen. Zum Verhältnis von Psychoanalyse und Politik*. Gießen (Psychosozial-Verlag).

Ellenberger, H.F. (1970): *The Discovery of the Unconscious. The History and Evolution of Dynamic Psychiatry*. Basic Books.

Ermann, M. (2004): *Psychosomatische Medizin und Psychotherapie. Ein Lehrbuch auf psychoanalytischer Grundlage* (4. Auflage). Stuttgart (Kohlhammer).

Erreich, A. (2017): Unconscious fantasy and the priming phenomenon. *Journal of the American Psychoanalytic Association*, 65, 195–219.

Fairbairn, W.R.D. (2007): *Das Selbst und die inneren Objektbeziehungen. Eine psychoanalytische Objektbeziehungstheorie* (Vorspohl, E., Übers.). Herausgegeben und mit einer Einleitung von B.F. Hensel & R. Rehberger. Gießen (Psychosozial-Verlag).

Favazza, A.R. (1996): *Bodies under siege. Selft-mutilation and Body Modification in Culture and Psychiatry*. Baltimore/London (John Hopkins University).

Ferenczi, S. (1972/1933): *Sprachverwirrung zwischen den Erwachsenen und dem Kind. In: Schriften zur Psychoanalyse. Band II*. Frankfurt a.M. (Fischer).

Fonagy, P., Gergely, G., Jurist, E.L. & Target, M. (2004): *Affektregulierung, Mentalisierung und die Entwicklung des Selbst.* Stuttgart (Klett-Cotta).

Frank, C. & Weiß, H. (Hrsg.). (2007): *Projektive Identifizierung*. Stuttgart (Klett-Cotta).

Freud, S. (2010): Jenseits des Lustprinzips/Massenpsychologie und Ich-Analyse/Das Ich und das Es. Und andere Werke aus den Jahren 1920–1924. GW XIII. Frankfurt a.M. (Fischer).

Freud, S. (2010): Schriften aus dem Nachlaß 1892–1938. GW XVII. Frankfurt a.M. (Fischer).

Freud, S. (2011): Nachtragsband. Texte aus den Jahren 1885 bis 1938. Texte aus den Jahren 1885–1938. GW XVIII. Frankfurt a.M. (Fischer).

Gast, U. (2011): Dissoziation (Identitäts-)Störungen und Borderline-Persönlichkeitsstörung – Diagnostik, Differentialdiagnostik und therapeutische Implikationen. In: B. Dulz, S.C. Herpertz, O.F. Kernberg & U. Sachsse (Hrsg.), *Handbuch der Borderline-Störungen* (S. 412–428). Stuttgart (Schattauer).

Gay, P. (2006): *Freud. Eine Biographie für unsere Zeit*. Frankfurt a.M. (Fischer).

Gay, P. (1999): *Die zarte Leidenschaft. Liebe im bürgerlichen Zeitalter.* München (Siedler).

Gay, P. (2000): *Erziehung der Sinne. Sexualität im bürgerlichen Zeitalter.* München (Siedler).

Gay, P. (1999): *Die Macht des Herzens. Das 19. Jahrhundert und die Erforschung des Ich.* München (Siedler).

Gay, P. (2000): *Kult der Gewalt. Aggression im bürgerlichen Zeitalter.* München (Siedler).

Green, A. (2003): *Geheime Verrücktheit. Grenzfälle der psychoanalytischen Praxis* (2. Auflage). Gießen (Psychosozial-Verlag).

Green, A. (2004): *Die Tote Mutter. Psychoanalytische Studien zum Lebensnarzißmus und Todesnarzißmus.* Gießen (Psychosozial-Verlag).

Grosskurth, P. (1986): *Melanie Klein. Her World and Her Work.* Cambridge/Mass. (Harvard University Press).

Gysi, J. & Rüegger, P. (Hrsg.). (2018): *Handbuch sexualisierte Gewalt.* Bern (hogrefe).

Hare, R. (1978): *Psychopathie und Soziopathie.* Frankfurt a. M. (Fachbuchhandlung für Psychologie Verlagsabteilung).

Herpertz, S. C. & Saß, H. (2011): Die Borderline-Persönlichkeitsstörung in der historischen und aktuellen psychiatrischen Klassifikation. In: B. Dulz, S. C. Herpertz, O. F. Kernberg & U. Sachsse (Hrsg.), *Handbuch der Borderline-Störungen* (S. 35–43). Stuttgart (Schattauer).

Herpertz-Dahlmann, B. & Herpertz, S. C. (2008): Persönlichkeitsstörungen. In: B. Herpertz-Dahlmann, F. Resch, M. Schulte-Markwort & A. Warnke (Hrsg.), *Entwicklungspsychiatrie. Biopsychologische Grundlagen und die Entwicklung psychischer Störungen* (S. 1052–1077). Stuttgart (Schattauer).

Hinshelwood, R. D. (1993): *Wörterbuch der kleinianischen Psychoanalyse.* Stuttgart (Verlag Internationale Psychoanalyse).

Hirsch, M. (Hrsg.). (2000): *Der eigene Körper als Objekt. Zur Psychodynamik selbstdestruktiven Körperagierens.* Gießen (Psychosozial-Verlag).

Hirsch, M. (2000): *Der eigene Körper als Objekt. Zur Psychodynamik selbstdestruktiven Körperagierens.* Gießen (Psychosozial-Verlag).

Hirsch, M. (2016): *Mütter und Söhne – blasse Väter. Sexualisierte und andere Dreiecksverhältnisse.* Gießen (Psychosozial-Verlag).

Hirsch, M. (2013): *Realer Inzest. Psychodynamik des sexuellen Missbrauchs in der Familie.* Gießen (Psychosozial-Verlag).

Hirsch, M. (2021): *Trauma.* Gießen (Psychosozial-Verlag).

Holler, P. (2018): »Wir wachsen an den Grenzen«. Borderline-Entwicklungen und die Dialektik zwischen Innen und Außen oder good fences make good neighbours? *Imagination*, 2, 76–92.

Holler P. & Dazzi, S. (2020): Von der Schwierigkeit, sich ein Bild zu machen. Die Behandlung schizoider Störungen in der psychoanalytischen Supervision. *PTT. Persönlichkeitsstörungen. Theorie und Praxis*, *24*(4), 272–293.

Israel, L. (1993): *Die unerhörte Botschaft der Hysterien.* München (Ernst Reinhardt).

Jacobson, E. (1964): *Das Selbst und die Welt der Objekte*. Frankfurt a. M. (Suhrkamp).

Jacobson, E. (1971): *Depression. Eine vergleichende Untersuchung normaler, neurotischer und psychotisch-depressiver Zustände*. Frankfurt a. M. (Suhrkamp).

Jahn, C., Wieacker, W., Bender, S. & Krisher, M. (2021): Reduktion selbstverletzenden Verhaltens bei Jugendlichen mit Borderline-Persönlichkeitsorganisation mittels der übertragungsfokussierten Psychotherapie. *Prax Kinderpsycholog Kinderpsychiat* 70, 728–747.

Jones, D.W. (2016): *Disordered Personalities and Crime. An analysis of the history of moral insanity*. London & New York (Routledge).

Joseph B. (1994): *Psychisches Gleichgewicht und psychische Veränderung*. Stuttgart (Klett-Cotta).

Joseph, B. (2013): Here and Now: My perspective. *Int J Psychoanal*, *94*(1), 1–5.

Kind, J. (2011): Zur Entwicklung psychoanalytischer Borderline-Konzepte seit Freud. In: B. Dulz, S.E. Herpertz, O.F. Kernberg & U. Sachsse (Hrsg.) *Handbuch der Borderline-Störungen* (S. 20–34). Stuttgart (Schattauer).

Kernberg, O.F. (1978): *Borderline-Störungen und pathologischer Narzissmus*. Frankfurt a. M. (Suhrkamp).

Kernberg, O.F. (1984): *Object Relations Theory and Clinical Psychoanalysis*. Northvale (Jason Aronson).

Kernberg, O.F. (1985): *Schwere Persönlichkeitsstörungen. Theorie, Diagnose und Behandlungsstrategien*. Stuttgart (Klett-Cotta).

Kernberg O.F. (2000): *Wut und Haß. Über die Bedeutung von Aggression bei Persönlichkeitsstörungen und sexuellen Perversionen* (3. Auflage). Stuttgart (Klett-Cotta).

Kernberg O.F. (2006): *Narzissmus, Aggression und Selbstzerstörung. Fortschritte in der Diagnose und Behandlung schwerer Persönlichkeitsstörungen*. Stuttgart (Klett-Cotta).

Kernberg O.F. (2014): *Liebe und Aggression. Eine unzertrennliche Beziehung*. Stuttgart (Schattauer).

Kernberg, O.F. (2019): Therapeutic implications of transference structures in various personality disorders. *J Am Psychoanal Ass*, *67*(6), 951–986.

Kernberg, O.F. (2021): *Some implications of new developments in neurobiology for psychoanalytic object relations theory. Neuropsychoanalysis*. https://doi.org/10.1080/15294145.2021.1995609

Kernberg, O.F. & Kohut, T. (2023, 7. Februar): *After Vienna. A Conversation with Otto Kernberg and Thomas Kohut* [Video]. Moderiert von N. McWilliams. Sigm. Freud Museum. https://www.freud-museum.at/de/videos

Klein, M. (1962): *Das Seelenleben des Kleinkindes*. Stuttgart (Klett-Cotta).

Klein, M. (1973): *Die Psychoanalyse des Kindes*. München (Kindler).

Klein, M. (1985): *Frühstadien des Ödipuskomplexes. Frühe Schriften 1928–1945*. Frankfurt a. M. (Fischer).

Klein, M. (1997): *Das Seelenleben des Kleinkindes und andere Beiträge zur Psychoanalyse*. Stuttgart (Klett-Cotta).

Klein, M. (2017). *Vorlesungen zur Behandlungstechnik*. Herausgegeben und kommentiert von J. Steiner. Gießen (Psychosozial-Verlag).

Knight, R.P. (1953): Borderline states. *Bull Menninger Clin*, 17, 1–12.

Koenigsberg, H.W. (2000): Gegenübertragung. In: B. Dulz, S.C. Herpertz, O.F. Kernberg & U. Sachsse (2011): *Handbuch der Borderline-Störungen* (2. Auflage). Stuttgart (Schattauer).

Kohrs, M. & Boll-Klatt, A. (2019): *Melanie Klein: Innere Welten zwischen Mythos und Beobachtung*. Göttingen (Vandenhoeck & Ruprecht).

Krause, R. (1998): *Allgemeine Psychoanalytische Krankheitslehre (Bd. 2). Modelle*. Stuttgart (Kohlhammer).

Lackinger, F., Dammann, G. & Wittmann, B. (2008): *Psychodynamische Psychotherapie bei Delinquenz*. Stuttgart (Schattauer).

Langer, W.C. (1972): *Das Adolf Hitler-Psychogramm. Eine Analyse seiner Person und seines Verhaltens, verfaßt 1943 für die psychologische Kriegsführung der USA*. Wien/München/Zürich (Molden).

Lecours, S. & Bouchard, M.A. (1997): Dimensions of mentaliziation: outlining levels of psychic transformation. *Int J Psychoanal*, *78*(5), 855–875.

Lee, B. (2017): *The Dangerous Case of Donald Trump. 37 psychiatrists and mental health experts assess a president*. New York (St. Martin's Press).

Lenzen-Schulte, M. (2023): Wenn die Pubertas gestoppt wird. Transition bei Genderdysphorie, *Deutsches Ärzteblatt*, *1*, 21–25.

Leuzinger-Bohleber, M. & Mahler, E. (Hrsg.). (1993): *Phantasie und Realität in der Spätadoleszenz. Gesellschaftliche Veränderungen und Entwicklungsprozesse bei Studierenden*. Opladen (Westdeutscher Verlag).

Leuzinger-Bohleber M. & Pfeifer, R. (2015): Trauma, Übertragung und Embodied Memories – zum Dialog zwischen Psychoanalyse und Embodied Cognitive Science. In: M. Leuzinger-Bohleber, H. Böker, T. Fischmann, G. Northoff & M. Solms (Hrsg.), *Psychoanalyse und Neurowissenschaften. Chancen – Grenzen – Kontroversen* (S. 147–180). Stuttgart (Kohlhammer).

Linehan, M.M. (2008): *Dialektisch-behaviorale Therapie der Borderline-Persönlichkeitsstörung*. CIP-Medien.

Linehan, M.M. (2009): *Trainingsmanual zur Dialektisch-behavioralen Therapie der Borderline-Persönlichkeitsstörung*. CIP-Medien.

Lohmer, M. (2013): *Borderline-Therapie. Psychdynamik, Behandlungstechnik und therapeutische Settings* (3. Auflage). Stuttgart (Schattauer).

Lohmer, M. & Schultz-Venrath, U. (2020): Mentalisierungsbasierte (MBT) und Übertragungsfokussierte Psychotherapie (TFP). Neue Ansätze für die Weiterentwicklung der Tiefenpsychologischen Psychotherapie (TP). *PDP Psychodynamische Psychotherapie*, 19, 138–152.

Lorenzer, A. (1995): *Sprachzerstörung und Rekonstruktion. Vorarbeiten zu einer Metatheorie der Psychoanalyse* (4. Auflage). Frankfurt a.M. (Suhrkamp).

Marty, P. (1991): *Mentalisation et Psychosomatique*. Paris (Laboratoire Delagrange).

Marty, P. & Fain, D. (1964): Perspective psychosomatique sur la fonction des fantasmes. *Rev Franc Psychoanal*, 28, 609–622.

McDougall, J. (1989): *Plädoyer für eine gewisse Anormalität*. Frankfurt a. M. (Suhrkamp).

McWilliams, N. (2011): *Psychoanalytic Diagnosis. Understanding Personality Structure in the Clinical Process*. New York (Guilford Press).

Mertens, W. & Waldvogel, B. (Hrsg.). (2000): *Handbuch der psychoanalytischen Grundbegriffe*. Stuttgart (Kohlhammer).

Mertens, W. (2018): *Psychoanalytische Schulen im Gespräch über die Konzepte Wilfred R. Bions*. Gießen (Psychosozial-Verlag).

Miklautz, M. (1998): *Hysterisch oder liebeskrank? Die Übertragungsliebe bei Historikerinnen*. München (Ernst Reinhardt).

Mucci, C. (2020): *Corpi borderline. Regolazione affettiva e clinica dei disturbi di personalità*. Milano (Raffaello Cortina Editore).

Nelson, E. E., Leibenluft, E., McClure, E. B. & Pine, D. S. (2005): *The social reorientation of adolescence: a neuroscience perspective on the process and its relation to psychopathology*, *Psychol Med*, 35, 163–174.

Norcross, J. C., Vandenbos, G. R. & Freedheim, D. K. (2011): *History of Psychotherapy*. Washington, DC (American Psychological Association).

Ogden, T. H. (2000): *Frühe Formen des Erlebens*. Wien/New York (Springer).

Paris, J. (2011): Aversive Kindheitserlebnisse und Borderline-Persönlichkeitsstörung. In: B. Dulz, S. C. Herpertz, O. F. Kernberg & U. Sachsse (Hrsg.), *Handbuch der Borderline-Störungen* (S. 192–196). Stuttgart (Schattauer).

Pinel, P. (1800): *Traité médico-philosophique sur l'aliénation mentale ou la manie*. Paris An IX.

Pinel, P. (2007/1801): *Philosophisch-medizinische Abhandlung über Geistesverirrungen oder Manie* (M. Wagner, Übers.). Herausgegeben von E. v. Krosigk. Saarbrücken (VDM).

Porter, R. (1987): *A Social History of Madness. The World through the Eyes of the Insane*. New York (Weidenfeld & Nicolson).

Prichard, J. C. (1986/1835): A Treatise on Insanity. In: M. H. Stone (Hrsg.), *Essential Papers on Borderline Disorders. One Hundred Years at the Border* (S. 14–16). New York/London (New York University Press).

Roediger, E. (2010): *Praxis der Schematherapie. Grundlagen – Anwendung – Perspektiven*. Stuttgart (Schattauer).

Rommel, A., Kernberg, O. F., Vollmoeller, W. & B. Strauß (2006): *Handbuch Körper und Persönlichkeit. Entwicklungspsychologie, Neurobiologie und Therapie von Persönlichkeitsstörungen*. Stuttgart (Schattauer).

Rentrop, M. (2013): Aktuelle Forschungsergebnisse zu Diagnostik, Genese, Therapie und Versorgungslage bei Borderline-Persönlichkeitsstörungen. In: M. Lohmer (Hrsg.), *Borderline-Therapie. Psychodynamik, Behandlungstechnik und therapeutische Settings* (S. 3–13). Stuttgart (Schattauer).

Richter-Appelt, H. (Hrsg.). (2002): *Verführung – Trauma – Mißbrauch 1896–1996*. Gießen (Psychosozial-Verlag).

Richter-Appelt, H. & Nieder, T. O. (Hrsg.): *Tansgender-Gesundheitsversorgung. Eine kommentierte Herausgabe der Standards of Care der World Professional Association for Transgender Health*. Gießen (Psychosozial-Verlag).

Riesenberg-Malcolm, R. (2003): *Unerträgliche seelische Zustände erträglich machen. Psychoanalytisches Arbeiten mit extrem schwierigen Patienten*. Stuttgart (Klett-Cotta).

Rosse, I. C. (1986/1891): Clinical Evidences of Borderland Insanity. In: M. H. Stone (Hrsg.), *Essential Papers on Borderline Disorders. One Hundred Years at the Border* (S. 32–44). New York/London (New York University Press).

Rudolf, G. (2005): *Strukturbezogene Psychotherapie. Leitfaden zur psychodynamischen Therapie struktureller Störungen*. Stuttgart (Schattauer).

Sack, M., Sachsse, U. & Schellong, J. (2013): *Komplexe Traumafolgestörungen. Diagnostik und Behandlung von Folgen schwerer Gewalt und Vernachlässigung*. Stuttgart (Schattauer):

Sayers, J. (1994): *Mütterlichkeit in der Psychoanalyse: Helene Deutsch. Karen Horney. Anna Freud. Melanie Klein*. Stuttgart (Kohlhammer).

Schechter, D. (2012): *Understanding how traumatized mothers process their toddlers' affective communication under stress. Towards preventive intervention for families at high risk for intergenerational violence*. Paper given at the Joseph Sandler Psychoanalytic Research Conference, Frankfurt a. M., 2012.

Schneider, K. (1923): *Die psychopathischen Persönlichkeiten*. Wien (Deuticke).

Schneider-Lehmann, A. (2009): Übertragungsfokussierte Psychotherapie und Traumatherapie. *PTT – Persönlichkeitsstörungen: Theorie und Therapie, 13*(4), 269–274.

Schott, H. & Tölle, R. (2020): *Geschichte der Psychiatrie. Krankheitslehren. Irrwege. Behandlungsformen* (S. 419–421). München (C. H. Beck).

Shapiro, D. (1965): *Neurotic Styles*. New York/London (Basic Books).

Seidler, G. H. (Hrsg.). (2001): *Hysterie Heute. Metamorphosen eines Paradiesvogels*. Gießen (Psychosozial-Verlag).

Seiffge-Krenke, I. (2009): *Psychotherapie und Entwicklungspsychologie*. Heidelberg (Springer).

Siever, L. & Weinstein, L. N. (2011): Zur Neurobiologie der Persönlichkeitsstörung – Implikationen für die Psychodynamik. In: B. Dulz, S. C. Herpertz, O. F. Kernberg & U. Sachsse (2011): *Handbuch der Borderline-Störungen* (2. Auflage). Stuttgart (Schattauer).

Stangneth, B. (2011): *Eichmann vor Jerusalem. Das unbedingte Leben eines Massenmörders*. Zürich (Arche).

Stangneth, B. (2016): *Böses Denken*. Reinbek (Rowohlt).

Stangneth, B. (2017): *Lügen Lesen*. Reinbek (Rowohlt).

Stangneth, B. (2019): *Hässliches Sehen*. Reinbek (Rowohlt).

Stangneth, B. (2021): *Sexkultur*. Reinbek (Rowohlt).

Steiner, J. (1981): Perverse Relationships between Parts of the Self: A Clinical Illustration. *Int J Psycho-Anal*, 62, 241.

Steiner, J. (1998): *Orte des seelischen Rückzugs. Pathologische Organisation bei psychotischen, neurotischen und Borderline-Patienten.* Stuttgart (Klett-Cotta).

Stern, A. (1986/1938): Psychoanalytic Investigation of and Therapy in the Border Line Group of Neuroses. In: M.H. Stone (Hrsg.), *Essential Papers on Borderline Disorders. One Hundred Years at the Border* (S. 54–73). New York/London (New York University Press).

Stern, D.N. (1985): *The interpersonal world of the infant. A view from psychoanalysis and developmental psychology*. New York (Basic Books).

Stern, B.L., Diamond, D. & Yeomans, F.E. (2017): *Transference-Focused Psychotherapy (TFP) for Narcissistic Personality: Engaging Patients in Early Treatment Process. Psychoanalytic Psychology*. http://dx.doi.org/10.1037/pap0000145

Stone, M.H. (Hrsg.). (1986): *Essential Papers on Borderline Disorders. One Hundred Years at the Border*. New York University Press.

Stone, M.H. (1997): *Healing the Mind. A History of Psychiatry from Antiquity to the Present.*

Storck, J. (1994): Über autistische und psychotische Kinder. Versuch einer Einführung in das Thema, *Kinderanalyse*, *2*(2), 125–137.

Streek-Fischer, A. (2011): Adoleszenz und Borderline-Verhalten – zwischen Persönlichkeitsentwicklung und Persönlichkeitsstörung. In: B. Dulz, S.C. Herpertz, O.F. Kernberg & U. Sachsse (Hrsg.). Handbuch der Borderline-Störungen (S. 178–191). Stuttgart (Schattauer).

Streek-Fischer, A. (2014): *Trauma und Entwicklung. Adoleszenz – frühe Traumatisierungen und ihre Folgen.* Stuttgart (Schattauer).

Weiß, H. (2017): *Trauma, Schuldgefühl und Wiedergutmachung. Wie Affekte innere Entwicklung ermöglichen.* Stuttgart (Klett-Cotta).

Wernz, C. & Troumpoukis, G. (2023): *Formen der Aggression von Patientinnen im Maßregelvollzug – eine psychodynamische Annäherung. Foren Psychiatr Psycholog Kriminol.* https://dol.org/10.1007/s11157-023-00772-w

Wiedemann, W. (2007): *Wilfred Bion. Biografie, Theorie und klinische Praxis des »Mystikers der Psychoanalyse«.* Gießen (Psychosozial-Verlag).

Winnicott, D.W. (1974): *Vom Spiel zur Kreativität*. Stuttgart (Klett-Cotta).

Wöller, W. (2006): *Trauma und Persönlichkeitsstörungen. Psychodynamisch-integrative Therapie*. Stuttgart (Schattauer).

Yeomans, F., Clarkin, J. & Kernberg, O.F. (2017): *Übertragungsfokussierte Psychotherapie für Borderline-Patienten*. Stuttgart (Schattauer).

Zanarini, M. & Hörz, S. (2011): Epidemiologie und Langzeitverlauf der Borderline-Persönlichkeitsstörung. In: B. Dulz, S.C. Herpertz, O.F. Kernberg & U. Sachsse (Hrsg.), Handbuch der Borderline-Störungen (S. 35–43). Stuttgart (Schattauer).

Zillborg, G. & Henry, G.W. (1941): *A History of Medical Psychology*. New York (Norton & Company).

Psychosozial-Verlag

Johann Steinberger

Borderline-Kommunikation

Eine konversationsanalytische Studie

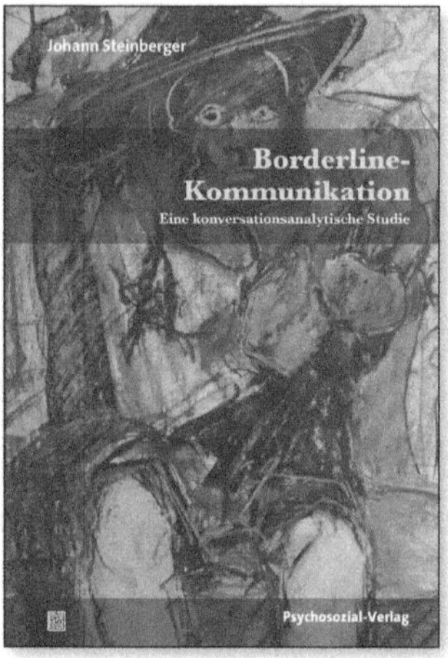

April 2016 · 192 Seiten · Broschur
ISBN 978-3-8379-2562-3

Starke Stimmungsschwankungen, Verlustängste und eine gestörte Selbstwahrnehmung machen die Borderline-Störung für Betroffene und ihre Angehörigen zu einer schwierigen Herausforderung. Welche inneren Motive bilden den Nährboden dieser Symptome? Welche Folgen ergeben sich für die zwischenmenschliche Begegnung? Welche Empfindungen rufen Borderline-PatientInnen in ihren InteraktionspartnerInnen hervor?

Ausgehend von der medizinischen Nosologie über die psychodynamisch-psychoanalytische Diagnostik spannt Johann Steinberger einen Bogen zum Kern seines Buches: dem innerpsychischen Erleben der Betroffenen, das er mithilfe von Briefen und Gesprächsprotokollen und mittels der Konversationsanalyse auswertet. Der Fokus seiner qualitativen Datenanalyse liegt dabei auf der innerpsychischen Beteiligung, die zu entsprechenden Reaktionen in der Begegnung führen bzw. diese leiten kann. Durch die Anwendung der Konversationsanalyse auf Borderline-Kommunikation schließt der Autor eine Forschungslücke im Bereich der Projektiven Identifizierung und trägt zu einer Sensibilisierung gegenüber bestimmten Aussagen und Interaktionsmustern der PatientInnen bei.

Walltorstr. 10 · 35390 Gießen · Tel. 0641-969978-18 · Fax 0641-969978-19
bestellung@psychosozial-verlag.de · www.psychosozial-verlag.de

Psychosozial-Verlag

Christine Ann Lawson

Borderline-Mütter und ihre Kinder

Wege zur Bewältigung einer schwierigen Beziehung

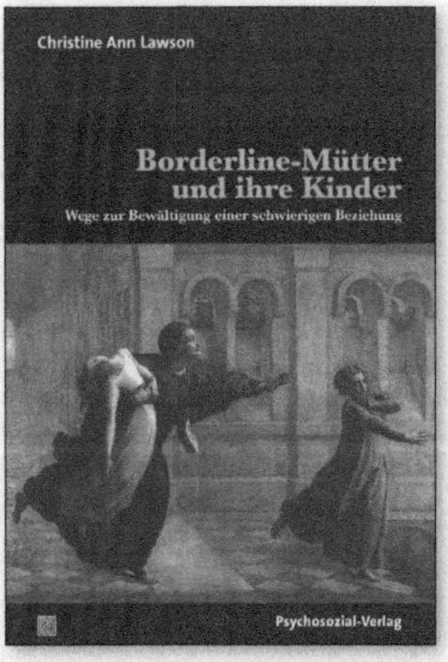

2018 · 274 Seiten · Broschur
ISBN 978-3-8379-2823-5

»Eine wertvolle Hilfe zum Verständnis der eigenen Kindheit mit all ihren verwirrenden, befremdlichen und damals nicht mit Worten benennbaren Erlebnissen und Gefühlen.«
Daniela Schreyer, Kontakt 4/2007

»Das erste, was wir im Leben verstehen müssen, ist unsere Mutter. [...] Indem wir unsere Mütter verstehen, machen wir den ersten Schritt, uns selbst zu verstehen.«
Christine Ann Lawson

Die erste Liebe in unserem Leben ist unsere Mutter. Es ist für uns überlebenswichtig, ihr Gesicht, ihre Stimme, die Bedeutung ihrer Stimmungen und ihre Mimik zu erkennen. Christine Ann Lawson beschreibt einfühlsam und verständlich, wie Kinder von Borderline-Müttern unter den Stimmungsschwankungen und psychotischen Anfällen leiden und verzweifelt nach Strategien der Bewältigung dieser Erlebnisse suchen. Borderline-Mütter treten dabei ihren Kindern in vier verschiedenen Figuren gegenüber: als verwahrloste Mutter, Einsiedlerin, Königin und Hexe. Lawson zeigt, wie man sich um die Verwahrloste kümmern kann, ohne sie retten zu müssen, und um die Einsiedlerin, ohne ihre Angst zu verstärken; wie man die Königin liebt, ohne ihr Untertan, und wie man mit der Hexe lebt, ohne ihr Opfer zu werden.

Walltorstr. 10 · 35390 Gießen · Tel. 0641-969978-18 · Fax 0641-969978-19
bestellung@psychosozial-verlag.de · www.psychosozial-verlag.de

Psychosozial-Verlag

Rainer Matthias Holm-Hadulla

Integrative Psychotherapie

Ein schulenübergreifendes Modell anhand von exemplarischen Geschichten aus der Praxis

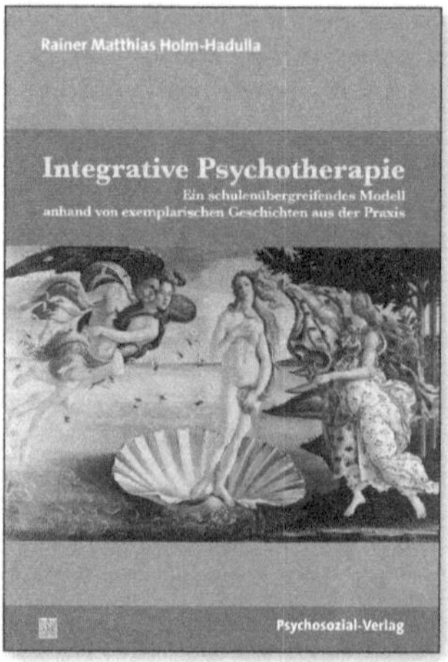

2021 · 167 Seiten · Broschur
ISBN 978-3-8379-3057-3

»Ein bewegendes, kluges und gut geschriebenes Buch.«
Ingeborg Salomon, Rhein-Neckar-Zeitung, 21./22.3.2015

Wie können Psychotherapeut*innen die persönliche und soziale Entwicklung ihrer Patient*innen effektiv unterstützen und begleiten? Anhand von 13 psychotherapeutischen Behandlungsgeschichten zeigt Rainer Matthias Holm-Hadulla, wie Lebenskrisen und psychosoziale Störungen kreativ bewältigt werden können. Insofern ist diese allgemeinverständliche Zusammenfassung psychotherapeutischer Techniken sowohl ein fundiertes Lehrbuch als auch ein spannendes Lesebuch.

Die Geschichten der Patient*innen, die von Anpassungs- und Persönlichkeitsstörungen, Depressionen und Psychosen erzählen, sind Ausgangspunkt für eine integrative Psychotherapie, die verhaltenstherapeutische Ansätze mit psychodynamisch-psychoanalytischen und existenziellen Therapiemodellen verbindet. Daraus ergeben sich neue Perspektiven für kreative Entwicklungen in der Psychotherapie.

Walltorstr. 10 · 35390 Gießen · Tel. 0641-969978-18 · Fax 0641-969978-19
bestellung@psychosozial-verlag.de · www.psychosozial-verlag.de